U0940673

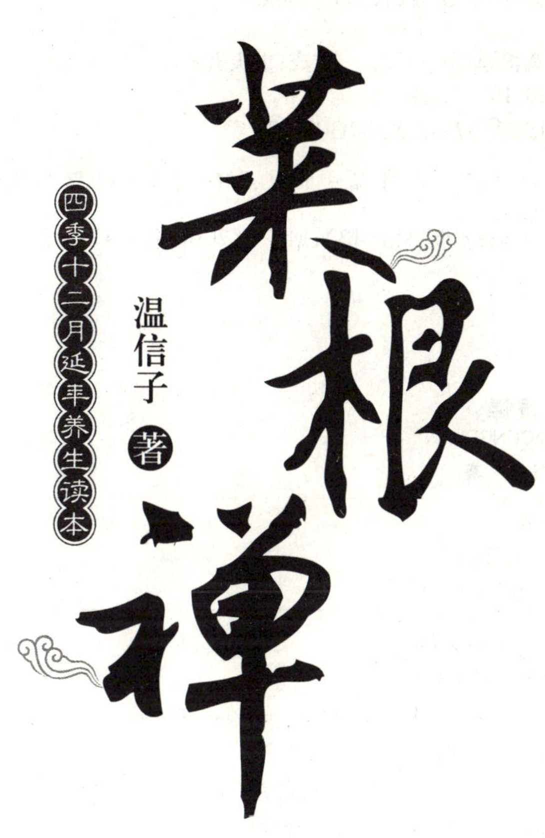
菜根禅
四季十二月延年养生读本
温信子 著

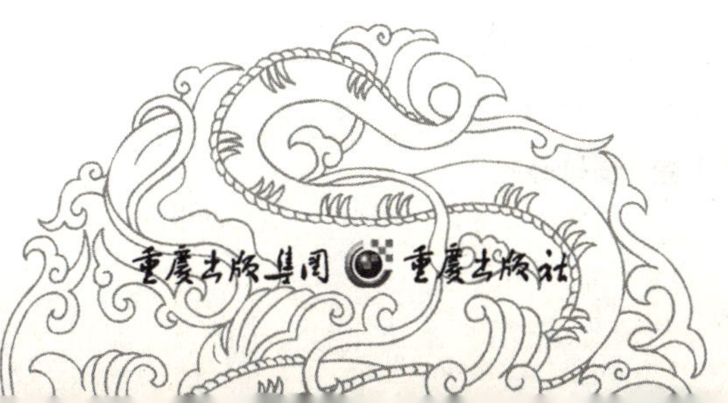
重庆出版集团 重庆出版社

图书在版编目(CIP)数据

菜根禅/温信子著.—重庆:重庆出版社,2010.10

ISBN 978-7-229-03024-7

Ⅰ.①菜… Ⅱ.①温… Ⅲ.①保健—基本知识 Ⅳ.①R161

中国版本图书馆CIP数据核字(2010)第184302号

菜根禅

CAIGENGCHAN

温信子 著

出 版 人:罗小卫

责任编辑:罗玉平

责任校对:胡 琳

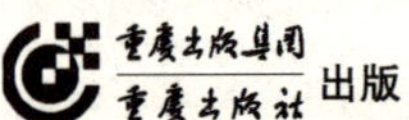
出版

重庆长江二路205号 邮政编码:400016 http://www.cqph.com

重庆华林天美印务有限公司印刷

重庆出版集团图书发行有限公司发行

E-MAIL:fxchu@cqph.com 邮购电话:023-68809452

全国新华书店经销

开本:787mm×1092mm 1/16 印张:15 字数:160千

2010年10月第1版 2010年10月第1次印刷

ISBN 978-7-229-03024-7

定价:28.00元

如有印装质量问题,请向本集团图书发行有限公司调换:023-68706683

献 给

全天下热爱生活、渴望更加长寿健康的朋友

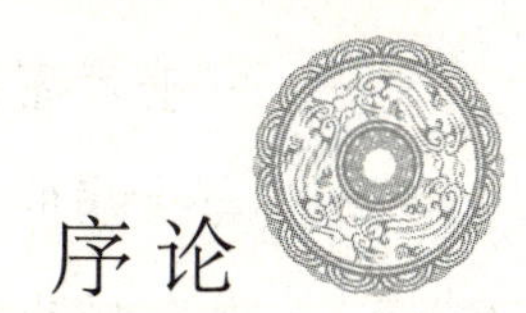

序论

四时法天成 十二养生禅

——千古岁月蕴涵的福寿智慧

“人以天地之气生，四时之法成。”这里的四时，不但指一年中春、夏、秋、冬四个季节，还指一天中朝、昼、夕、夜四个时段。朝为春，日中（昼）为夏，日入（夕）为秋，夜半为冬。四时阴阳变化产生了天气变化，并由此产生寒、热、温、凉及昼夜温差，而这些气候变化会对人的生理、病理产生影响。也就是说，人的健康或疾病与气候密切相关。

对于这一点，我们的祖先在几千年前就已经认识到了。《老子》上说：“人法地，地法天，天法道，道法自然。”《黄帝内经》上说：“四时阴阳者，万物之根本也，所以圣人春夏养阳，秋冬养阴，以从其根。”《养老奉亲书》上说：“人能执天道生杀之理，法四时运用而行，自然疾病不生，长年可保。”

经过几千年的实践和研究，这种观点不断得到修正和完善，最终形成了以四时与气血活动、四时与精神活动、四时与阴阳、四时对五脏的影响、四时与津液代谢五个方面为基础的一套严密的人与四时的理论体系。并据此总结出了四时气候与疾病的关系：古人将“风、寒、暑、湿、燥、火”六种自然界的气候变化总称为“六气”。六气对一切生物是有利的，也是必需的。如果四时气候不按一定顺序和程度发展，则会发生太过或不及。

《黄帝内经·素问·六微旨大论》里说：“至而不至，来气不及也；未至而至，来气有余也。”凡时令已到而相应的气候未到，或时令未到而相应的气候先到，这些反常的气候变化对一切生物都是不利的。

《黄帝内经·素问·六节藏象论》里说：“苍天之气，不得无常也，气之不袭，是谓非常，非常则变矣。变至则病。”意思是，人若与天地四时之气不相应，则将发生疾病。

另外，昼夜的四时变化与病势病情的安危也密切相关。《黄帝内经·灵枢》中总结出“旦慧、昼安、夕加、夜甚”的规律。因为，随着一天中“四时”的阴阳盛衰变化，人的正气也相应发生变化，从而影响正气与病邪的力量对比。

近代科学发展起来以后，尤其是近几十年来，西方科学体系对人体与自然的关系也形成了自己的一套科学认知。现代科学认为，气候环境主要取决于气温、气湿、气压、气流、降水量以及太阳黑子、宇宙射线、星体运动等多种气象要素，这些气象要素作用于人体的机理是非常复杂的。

其中气温对人体的影响较为显著。比如，高温可使人中暑，低温则可使人冻伤、休克。一般来说，在适当湿度下，最适宜人体的气温是18℃—20℃。而气温变化幅度过大，易导致体温调节发生障碍。尤其是老年人，由于其机体生理功能减退，对外界环境改变的适应能力明显降低，因而容易生病或使原有病情加重。

气湿即空气中的湿度，也就是空气中所含水分多少。最常用的湿度指标是相对湿度，为空气中绝对湿度与最大湿度之比，它能表示空气中水蒸气的饱和程度。湿度太低时，会引起呼吸道黏膜干燥，令人不舒服。夏季，由于高温、低压、高湿度的作用，人体汗液不易排出，出汗后不易被蒸发掉，因而会使人烦躁、疲倦、食欲不振。因此，相对湿度也要适宜。

空气流动形成气流，适度的气流使空气清洁、新鲜，对健康有益。

由于各地气温不同，气压存在差异，因而空气便由低温高压区向高温低压区流动。流动的方向可以是垂直的，也可以是水平的。呈水平方向流动时称为风。

气流的变化可影响到呼吸和精神状态。如大风暴来临时，大气中含氧量下降，电离子平衡受到破坏，容易造成压抑、紧张和疲劳感。温和的风则能使人精神焕发、轻松舒适。包围在地球表面的大气层，以其本身的重量对地球表面产生的压力称为大气压。气压易受地面温度的影响，温度增高时，附近空气密度降低而气压下降，反之则气压上升。气压与人体健康亦有密切关系。一般来说，气压越低，空气的密度越低，含氧量也越少，易产生憋气感。若气压过低，还会发生高山病或航空病。还需指出的是，太阳黑子的活动亦与人体健康有关。

中西方的气象要素与人体关系的理论，为四时养生奠定了理论基础，指出了四季养生的核心。正如《中藏经•调摄阴阳篇》中所说："人得天地阴阳之辅佐，得其阳者生，得其阴者死……阴阳平衡则天地清和，人气安宁；阴阳失调则天地闭塞，人气痿厥。"

天地造化的玄奥之处，在水火而已。水火宜平不宜偏，干旱时植物不会生长，这是火偏盛的恶果；太涝时植物也不能生长，这是水偏盛的恶果。只有用阳光温暖植物，用雨水滋润植物，使水火和平，万物才会繁茂，自然界的道理就在于此。

人身的水火，就是阴阳，即气血。没有阳，就无从生阴；没有阴，阳就不能转化。但事物不是藏伏于阴，而是生化于阳。譬如面向阳光的草容易繁荣，潜伏阴面的花卉容易枯萎一样。气血阴阳同样重要，只有保持其平衡，才能维护身心健康。阴阳之气的发生、壮大与收敛，各有其时；阴阳循环交替，无休无止。四时阴阳的消长，是自然界万物变化的规律，人若能顺应它，就可健康长寿。

春夏是阳长阴消的时期，秋冬是阴长阳消的阶段，所以有"春夏养阳，秋冬养阴"之说。这是四季养生的核心，其目的就在于借助天时，以调整肌体的阴阳平衡。

《黄帝内经》的五运六气学，将一年分为风、热、火、湿、燥、寒六步，也称疗气。每一步气都占二十四节气中的四个节气，与二十四节气相呼相应。每年的六步气是：第一步气始于大寒，历经立春、雨水、惊蛰；第二步气始于春分，历经清明、谷雨、立夏；第三步气始于小满，历经芒种、夏至、小暑；第四步气始于大暑，历经立秋、处暑、白露；第五步气始于秋分，历经寒露、霜降、立冬；第六步气始于小雪，历经大雪、冬至、小寒。然后又进入次年第一步气。

二十四节气是阴阳相互运动过程中所产生的现象，人体中也一样有二十四节气，但正如天气会反常，身体的节气也会反常，中医的治疗就是把身体的生物钟调到正常的情况，该热时要热、该冷时要冷、该虚时要虚、该实时要实，才能保证身体的健康。

运气学说是中医里面很重要的一部分内容，《黄帝内经·素问》中的第六十六至第七十一章详细论述了运气对人类健康的影响。本书所涉及的养生及治病知识大多是建立在《黄帝内经》运气理论基础上的，学习和实践这些养生治病常识，不但可以治疗疾病和预防疾病的发生，还能让您益寿延年。

《黄帝内经·灵枢》言："故智者之养生也，必顺四时而适寒暑，和喜怒而安居处，节阴阳而调刚柔。如是则辟邪不至，长生久视。"意思就是说：一个聪明的人是一个懂得养生的人，其养生首要必须是顺应春夏秋冬气候的变化，这就是《黄帝内经》所讲的"以天地之气生，四时之法成"，所以人是天地造化的产物，是天地之灵。因此，我们需要多留意一下天气的变化，慢慢感应和捕捉到自己身体微小的讯号，并知道自己的身体是否与天时相配合，找出相应的方法调养治疗，这才是中医的精华所在；如果在春天的时候身体状态还停留在冬天，或者已经早一步进入了夏天而无所察觉，等到疾病来时才临阵磨枪，那只能是养病而不是养生了。

唐代学者王冰注疏《黄帝内经》说“养生者必敬顺天时”，养生如能符合春生、夏长、秋收、冬藏的时序规律，方能有利于正气内存，邪不可干。养生就是顺天时，过好每一天，也就活好一辈子了！

目录

古人把春天的时令变化视为“规”。用今天的话说，春给人的养生定了规矩，也就是法度，万物都受“春”的规矩约束而生长变化、调理有序。《淮南子·时则训》在阐述这一道理时说：“春为规。规者，所以圜万物也。规之为度也，转而不复，圜而不垸，优而不纵，广大以宽，感动有理，发通有纪，优优简简，百怨不起。规度不失，万物乃理。”

胆腑，主管体内各种气和力，可威慑猛虎和刀兵。胆，外应眼睛的瞳仁和鼻孔之间，与之相呼应。胆，与人的脑和发相扶，使之保持鲜活的生机。

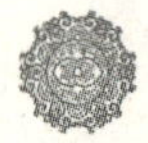

夏季延年益寿禅 / 47

夏季的三个月和南方相映成趣，因为南方在夏季最热，有夏的基本特征。在古文里，夏、暇两字相通。看来《礼记》所言“夏之为言假也”中的“假”字与“暇”字不无关系。夏天是万物“养、长”的时节，而万物的滋养成长需要仁义之情、之境。

看来《礼记》所言“夏之为言假也”中的“假”字与“暇”字不无关系。夏天是万物“养、长”的时节，而万物的滋养成长需要仁义之情、之境。

丘道长这句话是说：夏季的天气热，不要一直处于火热之中而不注意养生，可以吃些豆类降热之品，以保身体不会伤热。当然，在夏季常喝绿豆、冰糖或白糖熬成的解热汤是最好不过的了，但是不要冷饮，宜热时饮。

《黄庭经》说：心部之宅莲含花，下有童子丹元家，主适寒热荣卫和，丹绵绯囊披玉罗。此言是说：心的外表像一朵莲花，正处于含苞未放之时；下为炼童子功的丹元；心主管着寒热的调理、营养的摄入和身体的和谐；它的颜色就像朱红色的口袋被白素色的薄纱包裹着。

脾合于肉（即脾与人体的肌肉联系紧密），其容于唇（即脾的情况表现于唇上。脾脏功能良好的人，嘴唇就会丰满、光滑），肌肉消瘦，是由于脾脏功能衰弱的缘故。

在五方中，西方与秋相呼应。或者说：西方属秋。秋，其实是“愁”的意思。此时发愁，是到此时令之后所激发出的情志反应啊！《太元经》说：到了秋天，万物大都成长到极致而成全了自身的圆满形象，结出了美满的果实，有了可以延续自己的种子。《管子》说：到了秋天，阴气开始生还轮回，所以万物应时令而收敛。

人之骨疼者，肾虚也；人之齿多龃（即上下牙齿对不齐或对不上）者，肾衰也；人之齿堕者，肾风也；人之耳痛者，肾气壅也；人之多呵欠者，肾邪致也；人之腰不伸者，肾乏也，人之色黑者，肾衰也。

春季延年益寿禅

古人把春天的时令变化视为“规”。用今天的话说，春给人的养生定了规矩，也就是法度，万物都受“春”的规矩约束而生长变化、调理有序。《淮南子·时则训》在阐述这一道理时说：“春为规。规者，所以圜万物也。规之为度也，转而不复，圜而不垸，优而不纵，广大以宽，感动有理，发通有纪，优优简简，百怨不起。规度不失，万物乃理。”

一、万物皆守春规

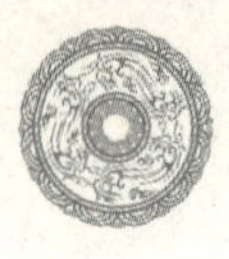

春为规。规者，所以圜万物也。规之为度也，转而不复，圜而不垸，优而不纵，广大以宽，感动有理，发通有纪，优优简简，百怨不起。规度不失，万物乃理。

天下的事情，离开了时令是很难办成的。对于养生长寿来说，时令更为重要，所以华夏大地古今延年益寿的方法，都是按照四季时令的自然规律来安排的。

古人研究文献中都提到四季与方位有一定关系，并相映成趣。正如《尚书大传》所言：东方是春的方位。春，即“出”的意思；春，是万物生长的时令。

古人把春天的时令变化视为“规”。用今天的话说，春给人的养生定了规矩，也就是法度，万物都受“春”的规矩约束而生长变化、调理有序。《淮南子·时则训》在阐述这一道理时说："春为规。规者，所以圜万物也。规之为度也，转而不复，圜而不垸，优而不纵，广大以宽，感动有理，发通有纪，优优简简，百怨不起。规度不失，万物乃理。"此话是说：春季就像圆规一样。春天这个"圆规"，是用来使万物圆转的。圆规作为度量的器具，转动而不受阻，圆转而不偏离，自由而不放纵，博大而宽容。感应外力而转动，遵守规则，出发和贯通都会持有法度。自在从容，百怨不生。圆规的法度不失去，万物的生气才能真正通畅起来。

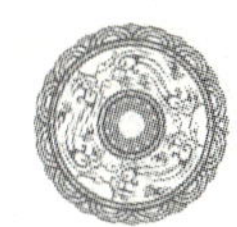

俗话说："七九河开，八九燕来。"春天到来的时候，阳气上升，气候渐暖，大地开始解冻，万物复苏，展现出勃勃生机，一切事物都呈现出欣欣向荣的景象。故此，我们可以说：春季是推陈出新、生命萌发的时令。

此时，为了适应节气的变化，宜入夜便开始睡眠，早晨要起早一些，迎着朝阳，在庭院中漫步，披散开头发，解开衣带，使身体舒展开来，缓步前行，让心情放松开来，保持愉快的精神、开畅的胸怀。

宋代诗人苏辙有《早睡》诗曰："老人如婴儿，起晏睡常早。粗毡薄絮被，孤枕自娟好。倒床作龟息，逡巡辄复觉。隔门灯火明，仿佛闻语笑。杯棬相劝酬，往往见讥诮。披衣坐跏趺，衰老当自了。室空窗亦虚，半夜明月到。老卢下种法，从古无此妙。根生花辄开，得者自不少。要须海底行，更问药山老。"

春之节气

孟春

立春，太阳到达黄经315°；第一候，东风解冻；第二候，蛰虫始振；第三候，鱼上冰。时值公历2月的3号至5号。

雨水，太阳到达黄经330°；第一候，桃始花；第二候，仓庚鸣；第三候，鹰化为鸠。时值公历2月的18号至20号。

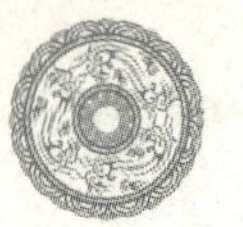

仲春

惊蛰，太阳到达黄经345°；第一候，獭祭鱼；第二候，鸿雁来；第三候，草木萌动。时值公历3月的5号至7号。

春分，太阳到达黄经0°；第一候，玄鸟至；第二候，雷乃发声；第三候，始电。时值公历3月的20号至21号。

季春

清明，太阳到达黄经15°；第一候，桐始华；第二候，田鼠化为鴽；第三候，虹始见。时值公历4月的4号至6号。

谷雨，太阳到达黄经30°；第一候，萍始生；第二候，鸣鸠拂其羽；第三候，戴胜降于桑。时值公历4月的19号至21号。

二、养生之道勿逆春

在春天生的病，多半是冬至之后落下的。一般来说，阳气初动在冬至的半夜时分，但还尚未吐出，阴气尚未吸进，心膈中所积滞的热与自然界的阳气相冲，如同两虎狭路相逢，必然会有一番争斗。

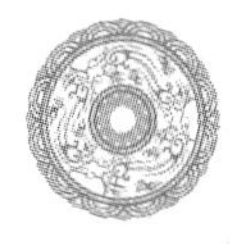

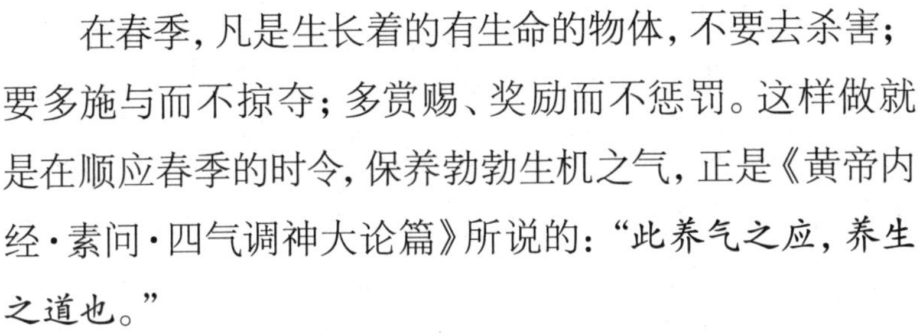

在春季，凡是生长着的有生命的物体，不要去杀害；要多施与而不掠夺；多赏赐、奖励而不惩罚。这样做就是在顺应春季的时令，保养勃勃生机之气，正是《黄帝内经·素问·四气调神大论篇》所说的：“此养气之应，养生之道也。”

逆春生之气而动则伤肝，会使供给夏长之气的必备条件不足，到了夏季就会发生寒性的疾病。肝在五行中属木，在五味中为酸。木能克土。土属脾，即脾在五行中属土，脾在五味为甘。当春之时，食物宜减少些酸的，多一些甜味以养脾气。

春季时节，阳气初升，万物开始生长。初春正值农历正月的时候，天气忽冷忽暖。年岁大的人，多有一两处旧病，一旦被初春的邪气侵犯，精神便会昏倦，旧病就容易复发。冬令时节，围着火炉或暖气片贪暖烘衣，吃油炸、烧烤的食物，所积攒的火气留到春天发泄出来的时候，则会出现体热头昏、痰涎阻塞、咳嗽不止、四肢倦怠、腰脚无力等症状。这些都是冬天积滞下来的病根，应当经常体察，及时就医。

但以上的症状稍有出现，并不太严重时，不可马上就服用疏散利泄的药物，为的是不损伤脏腑，否则还会生出其他病来的。所以，丘处机在《春季摄时消息》中说："只有用消风、和气、凉膈、化痰之剂，或选性稍凉、利饮食的食疗方，调停以治，自然通畅。若无疾状，不必服药。"

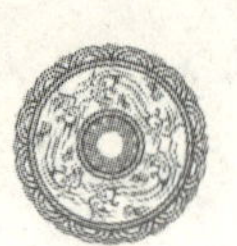

春季的阳光暖融融的，天气日见暖和，应当在亭台楼阁或小山丘陵等宽敞而开阔的地方，向远处眺望，这样可以清除胸怀中的抑郁之气，使精神愉快起来，增添活力。春季不可独自闷坐，否则会生出忧郁来的；酒不可过量，米面团饼不可多食，否则会伤脾胃，影响消化功能。老人切不可以在饥腹时多食，为了快一时之口而多食，会导致疾病的发生。

春季的天气寒暖变化无常，不可马上减去冬装。老人一般气血虚弱、骨质疏松、体质怯弱，冷风易伤其肌肤腠理，应随时备着夹衣，遇到暖和的天气时可换一换，渐减衣着，但不可一下子减去太多，以适应天气的细微变化。

有才德却隐居不仕的刘处士说：在春天生的病，多半是冬至之后落下的。一般来说，阳气初动在冬至的半夜时分，但还尚未吐出，阴气尚未吸进，心膈中所积滞的热与自然界的阳气相冲，如同两虎狭路相逢，必然会有一番争斗。到了春夏之交，流行伤寒虚热等疾病，多是由于冬季烤火吃肉，心膈间积留的痰流到四肢的缘故。这样的病可服用祛痰的药来疏导，使其不能发展成更大的病患。

在春季，不要让背部受寒，受寒则伤肺，导致鼻塞咳嗽。身上感觉到很热，可减薄一些上衣；稍冷莫强忍，即刻加厚衣着。

肺腧穴是连通五脏的穴位，被称为“五脏之表”，胃腧穴是整个经络的关键，被称为“经络之长”，这两处穴位可对身体的寒热进行很好的调节。谚语说：“**避风如避箭，避色如避乱，加减逐时衣，少餐申后饭。**”这句话是说：人的身体避风，就像躲开射来的箭一样；避开色欲的诱惑，就像逃避灾祸一样；根据季节的冷暖加减衣服，就像晚饭少食一样重要。

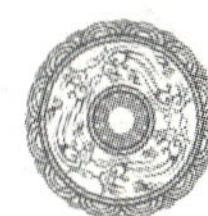

◎ 肺腧穴取穴方法：

一般采用正坐或俯卧姿势，肺腧穴位于背部，第三胸椎棘突下，左右旁开二指宽处（即旁开1.5寸）。主治疾病：肺经及呼吸道疾病，如肺炎、支气管炎、肺结核等。利用穴道指压疗法可止痰，去除雀斑、荞麦皮等。

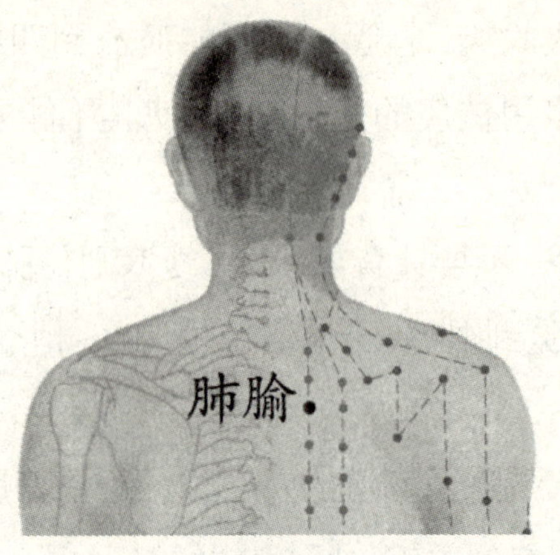

肺腧穴位图

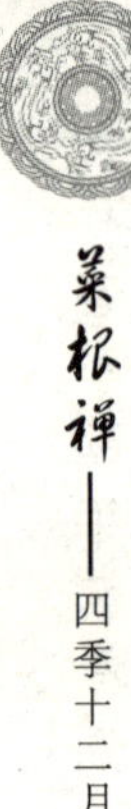

◎ 胃腧穴取穴方法：

采用俯卧姿势，胃腧穴位于身体背部，第十二胸椎棘突下，左右旁开二指宽处即是。主治病症：消化系统疾病，如胃溃疡、胃炎、胃痉挛、呕吐、恶心等。该穴道可以有效地治疗由于胃肠功能引起的身体消瘦等消化系统病症，指压法治疗偏瘦、过分苗条等症。

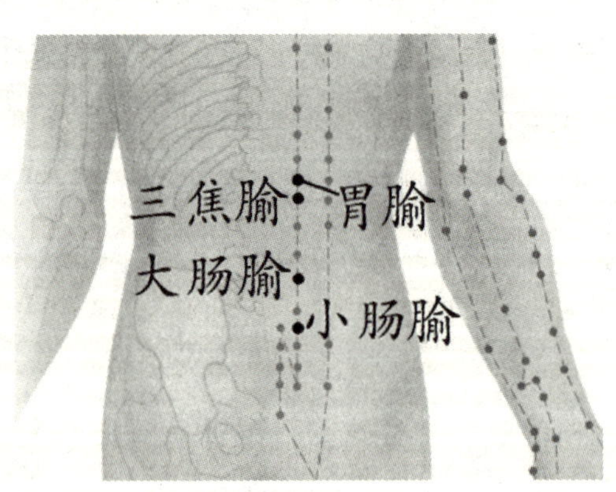

肺腧穴位图

三、阳春正益定肝魂

肝中有三神，名叫爽灵、胎光、幽精。夜晚睡觉前和天亮起床时，叩齿三十六次，大声叫肝神的名字，会使人神清气爽。

丘处机说：肝脏春旺。肝在五行中属木，为五天帝中的青帝掌管，在八卦中属于震卦。肝的神形如青龙，其形状如悬挂起来的瓠子。肝，通“干”，其形状如枝干，主藏魂。位置在胸腔的下部，接近心脏，在心脏的下方偏后。脉出于大敦穴。（可采用正坐或仰卧的姿势取穴，大敦穴位于大脚趾靠内一侧的甲根边缘约两毫米处。大敦穴的主治疾病有：目眩、腹痛、肌肋痛、冷感症。除此之外，自古以来亦被视为镇静及恢复神智的要穴。）

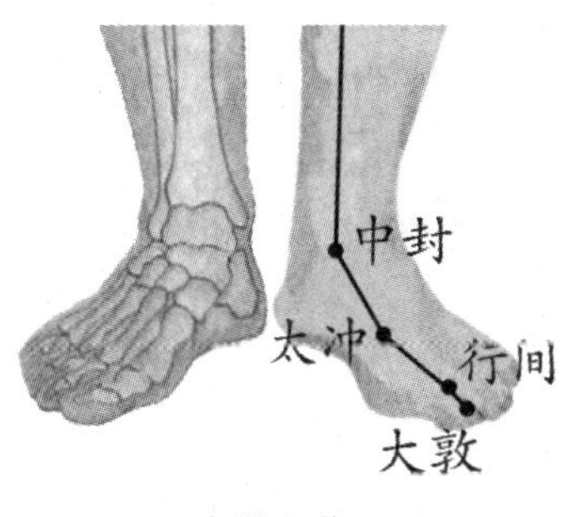

人敦穴位图

肝脏左部为三片叶，右边是四片叶。其颜色像染在素绢上的青红色。

肝为心之母，为肾之子。

肝中有三神，名叫爽灵、胎光、幽精。夜晚睡觉前和天亮起床时，叩齿三十六次，大声叫肝神的名字，会使人神清气爽。

眼睛是肝的宫，左眼为甲，右眼为乙。男子到了六十岁，肝气就衰弱了，肝叶变薄，胆汁的分泌量渐渐减少，眼睛开始昏花。

肝在形显露于筋。肝脉合于木，肝是魂的藏身之处。人体中的五液里与肝相关的是泪，肾所受的邪气入肝，人便经常流泪。在六腑中，胆是肝的府，肝与胆相表里。因此肝气通畅，眼睛就能分辨五色。倘若肝脏有实证，眼睛就呈现出黄红色。

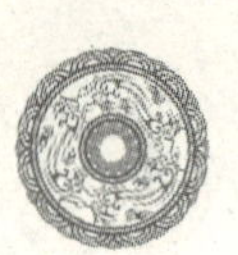

肝气和脉血流动通畅，则手脚指甲营养充足而富有光亮。如果筋缓脉弱不能随意运动，会导致肝脏先坏死。

肝在十二时辰中为寅时和卯时；肝在五音中为角；在五味中为酸；在五种气味中为臊膻。心所受到的邪气传入肝，则恶膻气。

肝在外部与大自然中的东岳泰山遥相呼应，同天上的木星相互交往。在春天的三个月里，应常存想木星，使青气进入肝脏。

在春天的三个月里，木旺，天地产生阳气。想安定肝魂，应当及时给众生恩惠。不要使沼泽枯干；不要在池塘中泼洒；不要伤害萌芽之物；要有护生之德，不要杀害生物，以此来响应大自然养育万物的仁德之心。

在春季，一到夜晚就要入睡，第二天要早起，以合乎养生之道。否则毛发和骨骼就不能得到及时的营养和保护，致使金木相克，各种病症就滋生了。

◎ 肝脏修养法

在春天三月的清晨，面向东方平坐，叩齿三次，闭气九息（一吸一呼为一息），吸入东方的清气，分九次吞入。此法可补养肝虚受损，使自己享受到肝脏所赋予的生机与繁荣。

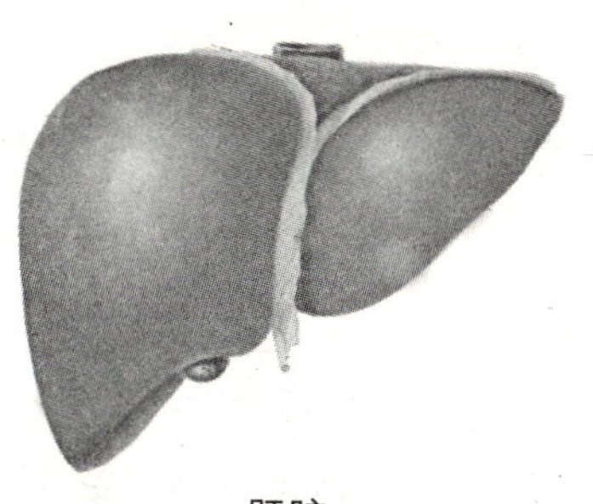

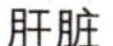
肝脏

◎ 治肝"嘘"字诀

"嘘"法以治肝病，要两目睁开，口呼鼻吸（先用鼻子长长地吸一口气，然后徐徐地用口呼出），呼气的时候同时发"嘘"字音，发出的"嘘"声不要使耳朵听见，只是意念发音或轻微发音。呼气时，睁大眼睛，可排出肝脏的邪气和邪热，也可去除四肢发热、眼昏、胬肉、赤红、风痒等症。反复"嘘"之，绵绵不断，病好为止。但不可"嘘"之过度，过度会损伤肝气。

病好了又恐肝虚，可以"嘘"字作吸气之声以补之，使肝不虚，而且其他脏腑的邪气也不易传入肝脏。

一般来说，使用六字诀不可太重，否则易损真气。一个人如果能心志内守，不为怒动，并时常保持喜悦的心情，那么肝病就不会发生。

◎ 肝脏导引法

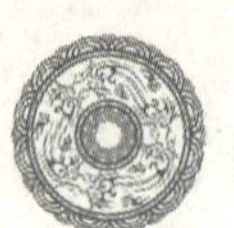

治肝第一式：以两手交叉按于肩上，缓慢地扭转身体，左右各三次。

治肝第二式：正坐，两手十指交叉，掌心朝外，用力向前推，然后掌心翻向内，往胸前回收，反复三至五次。

治肝第三式：每天早晨起床后，或夜晚睡觉前，面向东方，调整呼吸，将前臂屈折，双手分别按在左右两肩上，然后上身缓慢地向左扭转，再慢慢地向右扭转，配合呼吸，左右扭转各三次。

功效：可祛除肝脏系统聚积的风邪毒气，不使疾病发作。春天会很快过去，必须念念不忘做此法，不懈惰，不一曝十寒，方有成效。

四、胆腑附肝亦依春

胆腑，主管体内各种气和力，可威慑猛虎和刀兵。胆，外应于眼睛的瞳仁和鼻孔之间，与之相呼应。胆，与人的脑和发相扶，使之保持鲜活的生机。

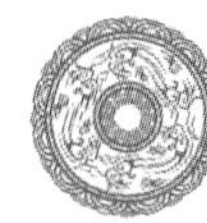

胆，在五行中其精属金，其气属水，其颜色为青，依附在肝脏的短叶之下。

胆，敢也，是说人果敢的意思。

胆的重量为三两三铢（一铢为二十四分之一两），为肝之腑。胆，归于六腑之中。因为胆也受水气，与八卦中的坎位同道，但又不同于六腑，故别立胆脏。人之勇敢，发于胆气。

胆腑与膀胱相合，主毛发。《黄庭经》说：胆，“主诸气力摄虎兵，外应眼瞳鼻孔间，脑发相扶与俱鲜。”这句话的意思是说：胆腑，主管体内各种气和力，可威慑猛虎和刀兵。胆，外应于眼睛的瞳仁和鼻孔之间，与之相呼应。胆，与人的脑和发相扶，使之保持鲜活的生机。

胆腑与其他五脏相似，且胆寄身于八卦定位的坎宫，使人慕善知邪，绝奸止佞，敢行直道。

胆在五行当中主通于金。金主杀，所以胆气足的人易动搏杀之气。然而人见杀则悲，而金生水， 所以人一悲痛眼中就会有泪水流出。

心主火，胆主水，火得水而灭，故胆大的人心不惊。水盛则火煎，故胆小的人心常惧。人体之内，阴阳二气相争，水胜于火，则眼中会有泪水。

泪出于胆，发于肝，胆水主眼瞳，受肝木的精华而合成。

男人五十岁，眼睛昏暗，肾气衰弱，是因为体内的胆水渐少的缘故，可以通过补肾来补肝，以使胆腑受益。

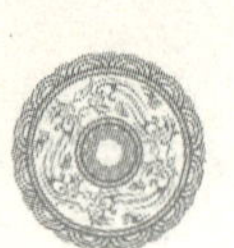

要想安养神气，当息纷争，行仁义，讲道德，这样才可能养护其肝胆及其身体的生命力。

胆腑合于膀胱，在人体之外主于毛发。人的毛发干枯，是由于胆腑枯竭的缘故。人的指甲干，是由于胆腑亏损的缘故。发燥毛焦的人，是由于胆腑有风的缘故。喜欢吃苦味食物的人，是由于胆气不足的缘故。面容光白而兼有青色的，表明胆腑健康无病。

◎ 胆腑修养法

修养胆腑，应在春三月里进行。具体方法是：选择一个清静的地方，面对北方，端坐静思，吸入来自北方的新鲜空气，吞入三次，这样可以补养“嘻”气时带来的损失，有益于胆津之利。

◎治胆"嘻"字诀

治胆腑之病用"嘻"法和吸补之法。具体做法：先侧卧（向右），用鼻子长长地吸一口气，然后徐徐地用口呼出，呼气时发出细微的"嘻"字音。此法可去胆病，除阴干盗汗、面无颜色、小肠膨胀、肚脐下冷痛、口舌干涩等病症。反复"嘻"之，无需多久，便可痊愈。

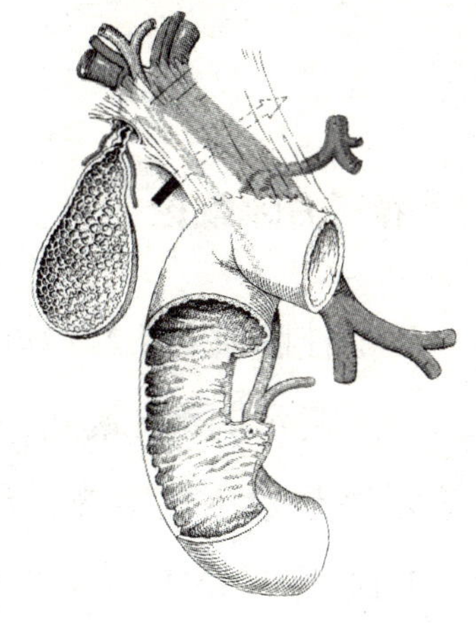

胆腑

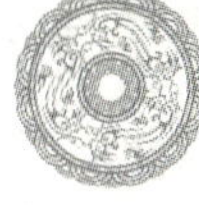

◎ 胆腑导引法

春三月养胆，可用胆腑导引法。具体做法：一式——正坐，两脚掌合拢，昂起头，两手将脚腕挽起，向左右两方分别摇摆十五次；二式——双腿盘坐，双手按地，上身挺直，将力气运用到腰际。反复做十五次（《遵生八笺》说此式为：大坐，以两手拓地，举身努力腰脊三五度）。此导引法可以散出胆腑里的风毒邪气。

五、春时养生逸事

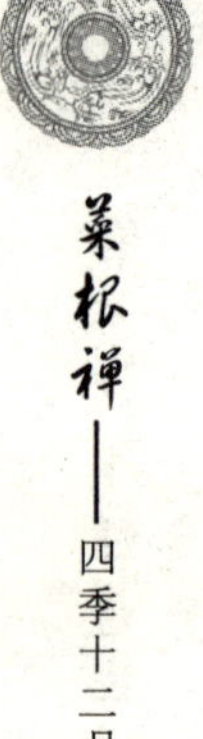

春三月睡眠论

最佳睡眠段：22：00－6：00

《黄帝内经·素问·四气调神大论篇》中说，春三月是万物开始生长之季，天地之气此季开始萌发，故此三月的睡眠方面应该是“夜卧早起”。现代的营养学和人体研究表明，晚十点之后是体内内分泌的旺盛时期，这一段时间如果处于深度睡眠状态，将有助于身体的自然排毒。另外，春三月早起之后，最好不要马上做剧烈的运动，比如跑步，而是要“被发缓行”，即以散步的形式为主，使精气神缓慢地提升起来。一但身体达到完全清醒状态，才可以进行剧烈运动。另外这个季节最好不要做太多的杀伐之举（比如宰鸡、杀鱼，现在也可以请摊主代为加工，应该比较好控制），还要注意保持心情愉快，不要轻易生气。这时节应该多亲近大自然，多到树林、植物园等动植物多的地方走走，以吸取清新的生命之气。

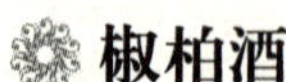

椒柏酒

《千金月令》说：“正月初一（名元日）进献椒柏酒。”古人认为：椒（花椒）是玉衡星精，柏是仙药，二物酿酒，饮了可促使儿童自幼便能长进。玉衡星为北斗七星中的第五颗星，也是其中最亮的一颗星。

古代农历正月初一，用椒酒和柏酒以祭祖或献之于家长，以示祝寿拜贺之意。有汉代《四民月令·正月》中的记载为证：“各上椒酒于其家长。”

《本草纲目》说：“椒柏酒，元旦饮之，辟一切疫疠不正之气。除夕以椒三七粒，东向侧柏叶七枝，浸酒一瓶饮之。”李时珍在这里所说的元旦是指正月初一；这里所说的“三七粒”一般指二十一粒。

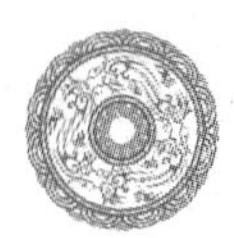

又一制法：川椒三十七粒，侧柏叶七枝，白酒一斤。将前两味捣碎，放入容器中，加入白酒，密封浸泡七天，过滤去渣，即可饮用。每天早晨空腹温服十毫升。此酒可解毒、辟瘴气。主治瘴气、瘟疫等时气。此酒方载入《中国医学大辞典》。

人日菜

“人日”，汉族传统节日，在每年农历的正月初七，亦称“人胜节”、“人庆节”、“人口日”、“人七日”等。

在古代，人们相信天人感应，以岁后（即农历正月）第七日为“人日”。晋朝议郎董勋《答问礼俗》云：“正月一日为鸡，二日为狗，三日为猪，四日为羊，五日为牛，六日为马，七日为人。”并有补充的说法，初八是谷日，初九是天日，初十是地日。在唐朝，民间相当重视“人日节”。

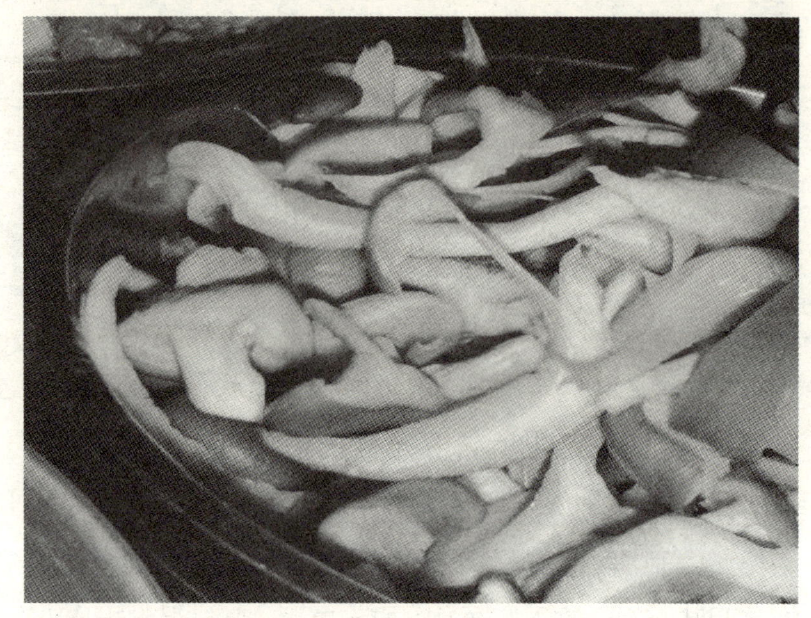

人日菜

过去，每逢正月初七，在江门、新会、鹤山、开平等地，几乎家家都做“人日菜”。五邑地区的“人日菜”，也叫“吃菜茶”、“吃盆菜”。正月初七早晨，人们会用煎堆、炒米、芥菜、番薯薯、芋头等混在一起煮食，祈求一年的丰衣足食、人口平安。

《遵生八笺》记载：荆州一带的人们会在“人日”采七种菜，作羹汤以食之。

而潮州人在正月初七吃羹叫“七样羹”，用“大芥菜、厚合菜（即君达菜）、芹菜、蒜、春菜、韭菜、芥蓝”等蔬菜同煮，有寄寓“新（芹）春发（蒜）大财（大菜），久（韭）合各人（芥蓝）”的吉祥彩语。

另有七样菜取萝卜、厚合菜、葱、蒜、韭菜、芹菜、春菜。萝卜取“清白”之意；韭菜借俗称“久菜”，与春菜一道取“长年回春”之意；葱取“聪明”之意；芹菜取“勤劳”之意；蒜、厚合菜取“诸事合算”之意。在吃七样羹之前，做长辈的总要说“合家清清白白，新年回春，聪明勤劳，诸事合算，百事无忌”之类的祝福言语。

还有用春菜、厚合菜、芹菜、韭菜、大芥菜、飞龙菜(即菠菜)、青蒜做七样羹的，同煮享用。说法是：春菜——新春到来；大芥菜——发大财；芹菜——勤劳致富；厚合菜——合家平安；飞龙菜——有能耐；青蒜——有钱藏。有趣的是：这一天食用七样羹必须当天吃完，不留存，否则家里会有老鼠。这是民间的趣俗而已，没有人怀疑其科学与否，其实也不必究其是否科学。

可见各地物产不同，所用蔬菜不同，取意略有区别。客家人一般用芹菜、蒜、葱、芫荽、韭菜加鱼、肉等；台湾、福建人一般用菠菜、芹菜、葱蒜、韭菜、芥菜、荠菜、白菜等。无论用何样的“七样菜”，均为祈福。

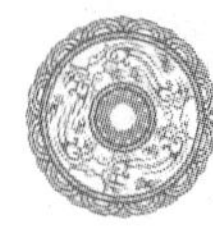

六、养生逐月谈

二月

立春雨水东风暖

公历二月，正处于孟春之时。此月有两个节气，一为立春，二为雨水。立春的特点是“一候东风解冻，二候蛰虫始振，三候鱼上冰。”这是说：到了立春的第一候，东风开始送暖，大地开始解冻了；过了立春的第五天，也就是立春的第二候，蛰居冬眠的虫类和其他动物慢慢地苏醒过来；又过了五天，即立春的第三候，冰开始溶化，鱼开始到水面上游动了，那些还没有化掉的碎冰块似乎被鱼背着也在水上乱跑了。

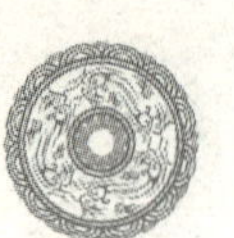

雨水的特点是“一候獭祭鱼，二候鸿雁来，三候草木萌动。”这是说：在雨水这个节气中，水獭开始捕鱼了，它们生性残暴，食鱼往往只吃一两口就抛掉，捕鱼能力很强，所以每次食鱼必然会抛掉许多吃剩的鱼，人们错误地认为水獭吃剩下所堆积起来的残鱼为獭祭。过了五天，大雁从南方飞回北方。又过了五天，草木开始随着阳气的上升和滴滴春雨而渐渐长出新芽，大地开始展现春天的勃勃生机。

补肺助肾养诸气

公历二月，即农历正月，肾脏容易受病，肺脏气微。宜减咸酸，增辛味，助肾补肺，安养胃气。此月和腊月一样，不要在冰冻之处久停，不要在极温暖的地方久处，这是为了适应寒冷季节，保护身体的必要。要早起夜卧，以缓解形体和心神的疲乏，不致伤肝。正月不要食用生葱，否则损人津液和血液。不要食用生蓼，否则必患痼疾，面起游风。不要食用蛰藏之物，否则减折人寿。不要食用虎、豹、狸肉，否则令人神魂不安。春宜避风，如伤于风，到了夏天便会得飧泄之病（飧泄：音孙泻，中医症名，指大便泄泻清稀，并有不消化的食物残渣。多因肝郁脾虚，清气不升所致）。

春冰未泮，着衣宜下厚上薄，养阳收阴，此为继世长生之术。此时，衣服太薄则容易得伤寒、霍乱、饮食不消、头疼等疾病，并时有发作。

春三月，每天早晨梳头一二百梳。到了夜晚，熬热盐汤一盆，用以泡脚，洗后再睡，以利通泄风毒脚气，不要任其壅滞。

《黄帝内经·素问·四气调神大论篇》说："春三月，此为发陈。天地俱生，万物以荣，夜卧早起，广步于庭，被发缓形，以使志生，生而勿杀，予而勿夺，赏而勿罚，此春气之应，养生之道也；逆之则伤肝，夏为寒变，奉长者少。"此段话是说：春天的三个月，谓之"发陈"，就是推陈出新、生命萌发的时令。天地之间一派生命之气在升发的景象，万物欣欣向荣。到了夜晚就应当休息睡眠，早晨也应当早早起床，散开头发，松开衣带，使身体舒缓开来，到庭院之中阔步行走，使得自己的精神愉快起来，胸怀宽敞起来，确保万物生机勃勃，不去滥杀无辜；要多多施与，不去掠夺；要多多奖赏，不去施行惩罚，由此来适应春季的时令，作为保养生命的根本方法和途径。如果反其道而行之，逆春之生气而动，便会损伤肝脏，导致提供给夏天生长之气的条件不够，到了夏季容易发生寒性病变，顺利生长的基础就不稳固了。

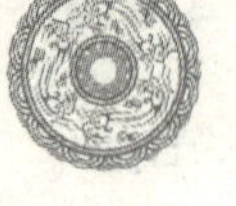

养生花卉禅之梅花

◇花语

坚强、高雅、高洁、庄严的美丽。

孟春的花代表是梅花，是“**梅花凌寒开**”之月，也可以叫做“梅花月”。文人墨客竞相吟诵。梅花之所以被人们看重，主要是因为它是迎着寒冷的季冬之风绽放，一领春花之先，被认为最能反映出中国人的骨气。经过几千年的文化促进，梅花被赋予了人的道德内涵。如今，梅花已是中华民族的精神象征。它可在飞雪中吐艳，在严寒中飘香，铁骨冰心，有着坚贞的气节，鼓励着一代又一代中国人，展现了“龙的传人”的精神面貌。松、竹、梅被称为“岁寒三友”。梅花培植，早在商代就已开始，距今已有近四千年的历史。梅树又是花树中的寿星，中国不少地区存有千年古梅，湖北黄梅县有一株1600多岁的晋梅，依然能岁岁开花。

◇类属与特征

梅花，又名春梅、红梅，为蔷薇科李属落叶乔木，高达6米左右；树冠为开展状，树皮呈淡灰或淡绿色；细长小枝，枝端尖，绿色，无毛；叶呈卵形或宽卵形，边缘具细锯齿状，先端渐尖或尾尖，阔楔形基部，短叶柄，具腺；短花梗，萼筒钟状，有红、暗红和绿色等；花单瓣或重瓣，有白、红和淡红等色，芳香，在早春一月至二月开花，花后长叶；核果黄色或带绿色，近圆球形，熟果期为五月至六月；适宜在温暖而稍湿润、阳光充足、通风凉爽之处生长，畏涝，耐旱。

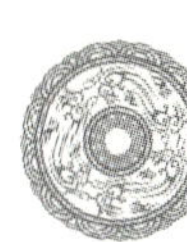

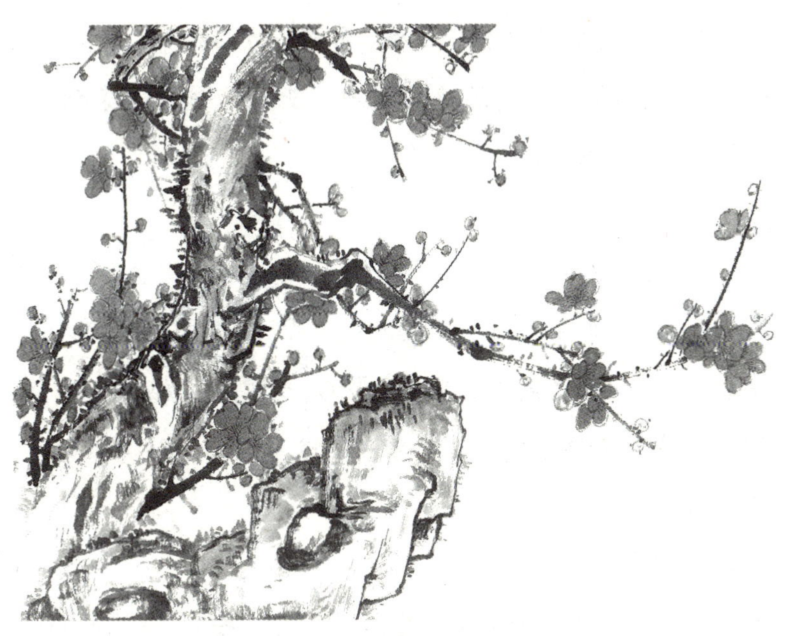

梅花

◇史载药录

梅花，始载于《神农本草经》中品。李时珍说：“梅古文作呆，象子在木上之形。梅乃杏类，故反杏为呆。书家讹为甘木。后作梅，从每，谐声也。或云梅者媒也，媒合众味。若作和羹，尔惟盐梅。而梅字亦从某也。”

赵学敏说：“《本草纲目》载梅花无治方，只言点汤煮粥助雅致而已。”《食物宜忌》说：“梅花味酸涩、性平，并无主治。殆亦不知梅花之用，入药最广，而功效亦最大。”《百草镜》说：“梅花冬蕊春开，其花不畏霜雪，花后发叶，得先天气最足，故能解先天胎毒，有红、白、绿萼，千叶、单叶之分，惟单叶绿萼入药尤良。采能不犯人手更佳。含苞者力胜。性寒，或曰平，味酸涩清香，开胃散郁，煮粥食，助清阳之气上升；蒸露点茶，止渴生津，解暑涤烦。”

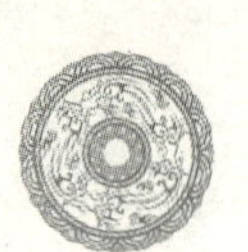

陶弘景说：“生梅、乌梅、白梅，功应相似。”王好古说：“乌梅，脾、肺二经血分药也。能收肺气，治燥嗽。肺欲收，急食酸以收之。”

◇梅花药用

（一）性味：梅花，味微酸，性涩，无毒；梅叶，性平，味酸，无毒；梅（果实）性平，味酸，无毒；乌梅，味酸，性温、平，涩，无毒；白梅，性平，味酸、咸，无毒；梅核仁，性平，味酸，无毒。

（二）药用部分：花、果实、叶、根、核仁均可入药。

（三）主治与应用：

1.《本草原始》说：“梅花，微酸涩，无毒，清头目，利肺气，去痰壅滞上热。”

2. 赵学敏说：“梅花，安神定魂，解先天痘毒、凡中一切毒。”

3. 清神思——李时珍说：“白梅花古方未见用者。”近时有梅花汤，用半开花，溶蜡封花口，投蜜罐中，过时以一两朵同蜜一匙点沸汤服。

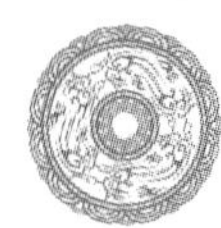

4. 助雅致——蜜渍梅花制法：用白梅肉少许，浸雪水，润花，露一宿，蜜浸荐酒。又梅花粥制法：用落英入熟米粥再煮食之。故杨诚斋有“蜜点梅花带露餐”及“脱蕊收将熬粥吃”之句，皆取其助雅致、清神思而已。载入《本草纲目》。

5. 心烦郁闷——梅花二钱，柴胡、栀子、郁金、白芍、枳壳各三钱。水煎，每天服两次。源自民间验方。

6. 瘰疬疮毒——梅花二钱，柴胡、夏枯草、白芍、知母各三钱，玄参、牡蛎各十钱。水煎之（牡蛎先煎）。每天服两次。源自民间验方。

7. 瘰疬——鸡蛋开一孔，入绿萼梅花将开者七朵，封口，饭上蒸熟，去梅花，食蛋，每日一枚，七日痊愈。源自《本草纲目拾遗》。

8. 肝胃气痛——梅花、陈皮各二钱，枳壳、柴胡、香附、郁金各三钱，白芍十钱。水煎，每天服一至两次。源自民间验方。

9. 唇上生疮——白梅瓣贴之，神效，如开裂出血者，即止。源自《赤水玄珠》。

10. 梅核气——梅花、素馨花、陈皮、甘草各二钱，枳壳、法半夏、柴胡各三钱，白芍五钱。水煎，每天服一至两次。源自民间验方。

12. 稀痘——《集听方》说：用绿萼梅花七朵，须养于花瓶内，春分日摘花半开者，只用净瓣捣烂，白糖三匙，滚水服之，毒即全消，免出痘矣。小儿满月后即可服。源自《本草纲目拾遗》。

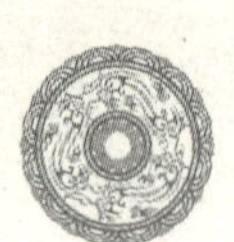

13. 青梅散——用生青果核七个，打碎去仁，晒干，研极细末，不宜火焙，又不宜沾生水，再用玉蝶梅花二十一朵，去蒂，共白蜜两茶匙，捣浓，恰交春分时，与小儿服，永不出痘，即出亦不过三粒。此方传自江甯王培德家，已九世，无痘殇之儿，真异方也。源自锡山衣德堂《稀痘良方》。

14. 中水毒病，初起头痛恶寒，心烦拘急，旦醒暮剧——梅叶捣汁三升饮之良。源自《肘后方》。

15. 下部虫咬——梅叶、桃叶一斛，杵烂蒸极热，纳小器中，隔布坐蒸之，虫尽死也。源自《外台秘要》。

16.《神农本草经》说：“乌梅，主治下气，除热烦满，安心，止肢体痛，偏枯不仁，死肌，去青黑痣，蚀恶肉。”

17.《名医别录》说：“乌梅，去痹，利筋脉，止下痢、好唾口干。”

18. 陶弘景说：“乌梅，水渍汁饮，治伤寒烦热。”

19. 泄痢口渴——乌梅煎汤，日饮代茶。源自《扶寿精方》。

20. 产后痢渴——乌梅肉二十个，麦门冬十二分，以水一升，煮七合，细呷之。源自《必效方》。

21. 赤痢腹痛——用陈白梅同真茶、蜜水各半，煎饮之。源自《直指方》。

22. 赤痢腹痛——用乌梅肉（炒）、黄连各四两，为末，炼蜜丸梧子大。每米饮服二十丸，日三服。源自《圣惠方》。

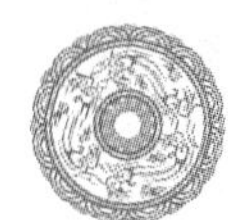

23. 便痢脓血——乌梅一两去核，烧过为末。每服二钱，米饮下，立止。源自《圣济总录》。

24. 久痢不止，肠垢已出——用乌梅肉二十个，水一盏，煎六分，食前分二服。源自《肘后方》。

25. 久痢不止，肠垢已出——用乌梅肉、白梅肉各七个捣烂，入乳香末少许，杵丸梧桐子大。每服二、三十丸，茶汤下，日三服。源自《袖珍方》。

26. 大便下血，及酒痢、久痢不止——用乌梅三两，烧存性为末，醋煮米糊和，丸梧子大。每空心米饮服二十丸，日三服。源自《济生方》。

27. 小便尿血——乌梅，烧存性研末，醋糊丸梧子大。每服四十丸，酒下。载入《本草纲目》。

28. 大便不通，气奔欲死者——乌梅十颗，汤浸去核，丸枣大。纳入下部，少时即通。源自《食疗本草》。

29. 心腹胀痛，短气欲绝者——乌梅二七枚，水五升，煮一沸，纳大钱二七枚，煮二升半，顿服之。源自《肘后方》。

30. 久咳不已——乌梅肉（微炒）、罂粟壳去筋膜（蜜炒），等分为末。每服二钱，睡时蜜汤调下。载入《本草纲目》。

31. 伤寒头痛，壮热，胸中烦痛，四、五日不解：乌梅十四枚，盐五合，水一升，煎半升，温服取吐。吐后避风良。源自《梅师方》。

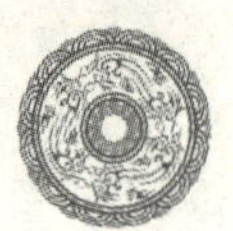

32. 香口去臭——曝干梅脯，常时含之。源自《毛诗疏》。

33. 吴普说："食用梅核仁，明目，益气，不饥。"

◇梅花饮食

1. 青梅酒——青梅煮酒（贮藏年久者佳），涂擦患处。可疗腰肌劳损、风湿关节痛、筋骨痛、坐骨神经痛等症。源自民间药膳方。

2. 梅花茶——梅花十朵（或干品二钱），白糖少许。把梅花放入茶壶中，开水冲泡一次，再加开水，闷五六分钟，调入白糖饮之。适用于食欲不振，肝胃气痛等症，可除烦舒肝，化痰和胃。源自民间药膳方。

3. 乌梅生姜茶——乌梅果肉三钱，生姜、绿茶各一钱。将生姜择洗干净，切为短细丝，与乌梅肉、绿茶调合，用开水冲泡半小时（水漫过即可），再加入红糖、适量开水趁热服用。可助疗慢性痢疾。源自民间药膳方。

4. 梅花玫瑰茶——绿萼梅花、玫瑰花各3克，开水浸泡，代茶饮。治食道痉挛。

5. 乌梅槟榔茶——乌梅二十个，槟榔二十片。开水冲泡一刻钟左右，趁热饮之，次数随意。可助疗胆道蛔虫症腹痛症。源自民间药膳方。

6. 三花饮——白梅花、白菊花、玫瑰花适量，开水冲泡，趁温热饮之。可清热解暑，平肝明目，是夏季理想的饮品之一。源自民间药膳方。

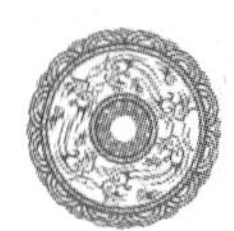

7. 乌梅汤——乌梅数枚，冰糖五钱。煮汤一刻钟左右，加入冰糖化开即可饮用，凉热均可。经常饮用，可解暑热，有解烦渴、解热毒、清神爽气、生津止渴、敛肺止咳的作用。冰糖，味甘，性平，可补中和胃、益气润肺、止咳化痰。乌梅，味酸，性平，可解热止渴、生津敛肺、涩肠安蛔。冰糖和乌梅相配，甜酸爽口、化阴生津、止咳润肺。此方在《摘元方》有载，治伤暑引起的头晕、四肢乏力和下痢噤口（即“噤口痢”，《丹溪心法》中有述，指痢疾不能进食者，多为炎症所致）。

也可用沙糖半斤，乌梅数枚，水两碗，煎成一碗，随时饮之。源自《随息居饮食谱》。

8. 红枣乌梅汤——乌梅二钱，红枣十枚，水煎服，每日数次。可治自汗、盗汗。源自民间药膳方。

9. 栀子乌梅汤——乌梅肉五钱，栀子、黄芩、甘草各二钱，柴胡三钱，水煎服。适用于伤寒后余邪未清、心中懊恼、虚烦不眠、胸脘痞满（按之不硬，嘈杂似饥而不欲食）、舌红、苔微黄和慢性胆囊炎、胃炎等症。可和解少阳，清热除烦。重用乌梅以下气，除热烦满，调中。源自民间药膳方。

10. 百部乌梅汤——乌梅十钱，百部五钱，白糖适量。水煎百部和乌梅，去渣取汁，加入白糖适量再沸，即可趁热服之。分二三次饮用，连服三五日。可疗湿热型滴虫性阴道炎，有带下黄稠、有异味，阴痒明显者。可清热，利湿，杀虫。源自民间药膳方。

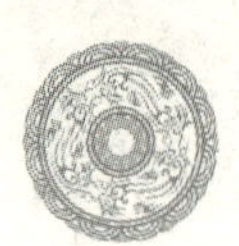

11. 梅花鸡块汤——鸡块一斤，蘑菇二两，豌豆一两，盐、胡椒粉、味精各适量。入锅熬汤，汤成撒入梅花瓣一二钱，再沸即成。可生津明目。源自民间药膳方。

12. 梅花粥——白梅花十朵，粳米二两。均择洗干净。先将粳米熬煮成粥，米烂熟，再加入白糖和梅花瓣，再两三沸即成。适用于肝胃气痛、神经官能症、乳腺炎、梅核气、疮毒等，可开胃、疏肝解郁、美容驻颜、减肥延年。源自《山家清供》。

《采珍集》说："梅花粥，绿萼花瓣，雪水煮粥，解热毒。"《百草镜》说："梅花清香散郁，煮粥食，助清阳之气上升。"《饮食治疗指南》说："煮食梅花粥，能振精神。常食梅花粥或饮梅花茶，开胃疏肝，有益健康，可治心烦意乱、精神疲乏、食欲不振。"

◇梅花观赏

高濂说："梅花（七种），寻常红白之外，有五种。如绿萼，蒂纯绿而花香，亦不多得。有照水梅，花开朵朵向下。有千瓣白梅，名玉蝶梅。有单瓣红梅，有练树接成墨梅。皆奇品也，种种可观。”（上文今语：梅花，有七种。除了平常能见到的红梅花、白梅花之外，还有五种。如花萼呈绿色，花蒂纯绿，有香味，也是不可多得的品种。有照水梅，朵朵花开向下。有千瓣白梅花，名叫玉蝶梅。有单瓣红梅花，有练树接成的墨梅花。都是珍贵品种，种种都可观赏。）

《闲情偶寄》说：“花之最先者梅。”

宋代李公明《早梅》诗云：“东风才有又西风，群木山中叶叶空。只有梅花吹不尽，依然新白抱新红。”

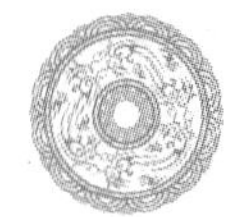

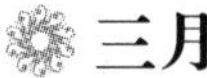三月

惊蛰春分桃花映

公历三月，正处于仲春之时。此月有两个节气，一为惊蛰，二为春分。惊蛰的特点是“一候桃始花，二候仓庚鸣，三候鹰化为鸠。”这是说：到了惊蛰的第一候，桃花由南到北逐渐绽开，有“桃花红，李花白”的谚语；过了五天，进入惊蛰的第二候，黄莺开始鸣叫；再过五天，进入惊蛰的第三候，古人说鹰变化成了布谷鸟（实际上是不可能的）。惊蛰的意思是春雷初次响起，冬眠的蛰虫们被雷声惊醒了。

春分的特点是“一候玄鸟至，二候雷乃发声，三候始电。”这是说：到了春分节气的第一候，燕子从南方飞到北方；过了五日，进入春分的第二候，下雨天开始打雷了；

再过了五日，进入春分的第三候，降雨时开始闪电。春分这一天，地球南北两半球昼夜平分，又正值春天的一半，所以叫春分了。

助肾补肝安神气

公历三月，是中国农历的二月，也称为仲春，养生的重点是和其志、平其心，不要在极其寒冷处停留太久，也不要在极其热火的地方驻足时间过长，以便安静神气。不要吃黄花菜、陈醋和酸菜、腌菜，否则容易使旧病复发，发痼疾；不要吃大蒜，否则令人气壅，大小便不通；不要食用葵菜、蓼和鸡蛋，否则滞人血气；不要吃小蒜，否则会伤人志性；不要吃兔肉，否则会令人神魂不安；不要食用狐貉肉，否则易伤人神。

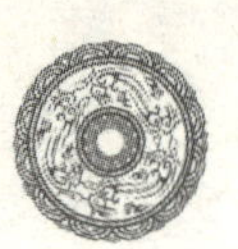

仲春之月，肾气微弱，肝脏正旺，宜减酸增辛，助肾补肝。宜净膈去痰水，宜小泄皮肤，促发微汗，以便去除冬天蕴伏之气。仲春气正，宜节酒保全真性。

养生花卉禅之桃花

◇花语

爱情的俘虏、爱的幸福、生意兴隆。

仲春的花代表是桃花，是“桃花映绿水”之月，也可以叫做“桃花月”。

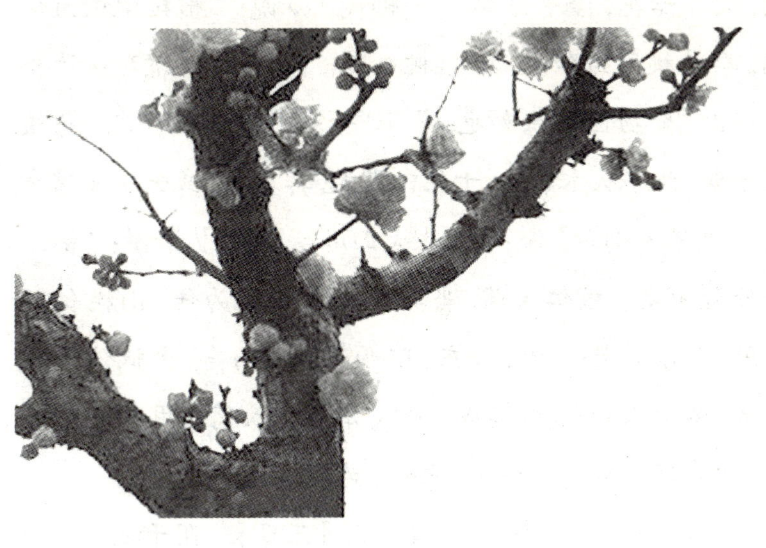

桃花

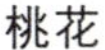

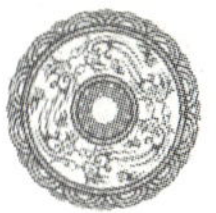

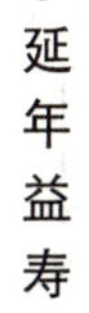

◇类属与特征

五果，李、杏、桃、栗、枣是也。桃排行老三，果木名，蔷薇科，落叶小乔木；叶阔披针形，具锯齿，叶基有蜜腺；花单生，淡红、深红或白色；核果近球形，表面有毛茸，肉厚汁多；多用嫁接繁殖。原产于中国，以华北、华东、西北各地栽培最多。“上海水蜜桃”、“玉露水蜜桃”、“肥城佛桃”、“深州蜜桃”等均为著名品种。果实除供生食外，可制成桃脯、罐头等。花色艳丽，可供观赏。中医学上用仁、花入药，干幼果称为瘪桃干，也入药。变种蟠桃和油桃，也栽培供食用。

◇〖史载药录〗

桃花，始载于《名医别录》。桃，始载于《神农本草经》下品。王子年《拾遗记》说：**“汉明帝时，常山献巨核**

桃，霜下始花，隆暑方熟。”《种树书》说：“柿接桃则为金桃，李接桃则为李桃，梅接桃则脆。桃树生虫，煮猪头汁浇之即止。皆物性之微妙也。”李时珍说：“桃性早花，易植而子繁，故字从木、兆。十亿曰兆，言其多也。或云从兆谐声也。”《名医别录》说：“桃生太山川谷。”陶弘景说：“桃，今处处有之。核仁入药，当取解核者种之为佳，山桃仁不堪用。”苏颂说：“桃，汴东、陕西者尤大而美。大抵佳果肥美者，皆圃人以他木接成，殊失本性。入药当用本生者为佳。今市肆卖者，多杂接核之仁，为不堪也。”

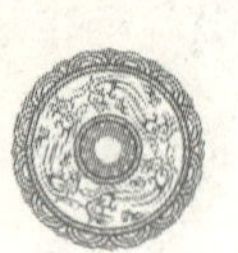

《名医别录》说：“桃花，三月三日采，阴干之。雷敩说：桃花勿用千叶者，令人鼻衄不止，目黄。收花拣净，以绢袋盛，悬檐下令干用。”《本草纲目》说：“桃，多食令人有热。生桃多食，令人膨胀及生痈疖，有损无益。”《黄帝内经》说：“食桃饱，入水浴，令人成淋及寒热病。”吴瑞说：“桃与鳖同食，患心痛。服术人忌食之。”

◇桃花药用

（一）性味：桃花，性平，味苦，无毒。桃果，味辛、酸、甘，性热，微毒。多食令人有热。桃仁，味苦、甘，性平，无毒。桃毛，味辛，性平，微毒。桃枭，味苦，微温，有小毒。桃叶，味苦，性平，无毒。桃茎、白皮，味苦，性平，无毒。桃胶，味苦，性平，无毒。

（二）药用部分：花、实、仁、毛、枭、叶、茎、白皮、胶、符、橛均可入药。

（三）主治与应用：

1. 大便艰难——桃花为末，水服方寸匕，即通。源自《千金方》。

2. 产后秘塞，大小便不通——用桃花、葵子、滑石、槟榔等分，为末。每服二钱，空心葱白汤调下，即利。源自《集验方》。

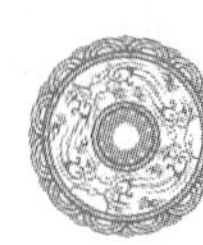

3. 心腹积痛——采桃花晒干杵末，以水服二钱匕，良。源自孟诜的《食疗本草》。

4. 疟疾不已——桃花为末，酒服方寸匕，良。源自《梅师方》。

5. 痰饮宿水——桃花散：收桃花阴干为末，温酒服一合，取利。觉虚，食少粥。不似转下药也。源自崔行功《纂要方》。

6. 脚气肿痛——桃花一升，阴干为末。温酒细呷之，一宿即消。源自《外台秘要》。

7. 腰脊作痛——取桃花一斗一升、井水三斗、曲六升、米六斗，炊熟，如常酿酒。每服一升，日三服，神良。源自《千金方》。

8. 脓瘘不止——桃花为末，猪脂和敷之，日二。源自《千金方》。

9. 头上秃疮——收未开桃花阴干，与桑椹（赤者）等分作末，以猪脂和。先取灰汁洗去痂，即涂之。源自《食疗本草》。

10. 头上肥疮—— 收桃花为末。食后以水半盏调服方寸匕，日三，甚良。源自崔元亮的《海上方》。

11. 足上疮——桃花、食盐等分杵匀，醋和敷之。源自《肘后方》。

12. 雀卵面疱——桃花、冬瓜仁研末等分，蜜调敷之。源自《圣惠方》。

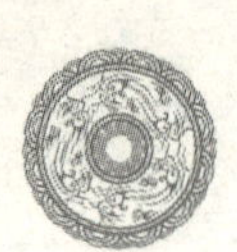

13. 干粪塞肠，胀痛不通——用毛桃花湿者一两，和面三两，作馄饨煮熟，空心食之。日午腹鸣如雷，当下恶物也。源自《圣惠方》。

14. 面上粉刺——用桃花、丹砂各三两，为末。每服一钱，空心井水下，日三服。十日知，二十日小盒饭出黑汁，面色莹白也。源自《圣惠方》。

15. 孙思邈说："桃子（实），肺之果，肺病宜食之。"

16. 《尔雅》注说："冬桃，食之解劳热。"

17. 《名医别录》说："桃仁，止咳逆上气，消心下坚硬，除卒暴击血，通月水，止心腹痛。"

18. 唇干裂痛——桃仁捣和猪脂敷。源自《海上方》。

19. 诸虫入耳——桃叶捋熟塞之，或捣汁滴之，或作枕，枕之一夕自出。源自《梅师方》。

◇桃花饮食

1. 桃酢（醋）法——取烂熟桃纳瓮中，盖口七日，漉去皮核，密封二七日酢（醋）成。香美可食。载入《本草纲目》。

2. 脯食法——生桃切片瀹过，曝干为脯，可充果食。源自《酉阳杂俎》。

3. 桃仁粥——桃仁四钱，高粱米一两。把桃仁、高粱米清洗干净，晾干碾碎，放进砂锅，加水适量煮粥热食之。可治风寒袭表所致的皮肤瘙痒证，同时可温阳驱寒。源自民间验方。

4. 楂仁粥——桃仁、山楂各三钱，粳米二两。把桃仁、山楂清洗干净，将山楂掰开，桃仁碾碎和淘洗好的粳米一同下到砂锅，加适量清水煮粥，米烂熟即可食用。可疗湿热所致的痤疮、脓庖结节、皮疹水庖等症。源自民间验方。

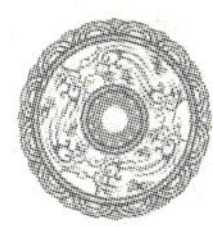

◇桃花观赏

桃以花为清赏之物。桃花浓艳热烈，累积枝头，是早春一大景观。桃树易植而子繁。果实有红桃、绯桃、碧桃、缃桃、白桃、乌桃、金桃、银桃、胭脂桃，皆以色名者也。有绵桃、油桃、御桃、方桃、匾桃、偏核桃、皆以形名者也。有五月早桃、十月冬桃、秋桃、霜桃，皆以时名者也。千姿百态，美不胜收。正所谓“桃饱杏伤人，李子树底下撑死人。”

《诗经·周南·桃夭》云：“桃之夭夭，灼灼其华。之子于归，宜其室家。桃之夭夭，有蕡其实。之子于归，宜其家室。桃之夭夭，其叶蓁蓁。之子于归，宜其家人。”

四月

清明谷雨踏春时

公历四月，正处于季春之时。此月有两个节气，一为清明，二为谷雨。清明的特点是“**一候桐始华，二候田鼠化为鴽，三候虹始见。**”这是说：到了清明，第一候白桐花开放；过了五天的第二候，喜欢在阴处生活的田鼠不见了，它们回到了地下的洞穴中；再过五天的第三候，雨后可以见到彩虹了。《岁时百问》说：“**万物生长此时，皆清洁而明净，故谓之清明。**”换句话说，清明是天清地明的意思。清明一到，气温明显升高了，雨量也增多了，是春种的大好时节。所以有“**清明前后，点瓜种豆**”、“**植树造林，莫过清明**”的农谚。清明，还是一个节日，叫“清明节”，古代也叫“三月节”，清明作为中国人民的节日已有2500多年历史，起源于春秋战国时代。清明节，也叫“踏青节”、“思亲节”、“青春节”，这一天有扫墓、怀念先人的习俗，并有踏青的郊游活动，有浪漫的青春色彩在洋溢着。

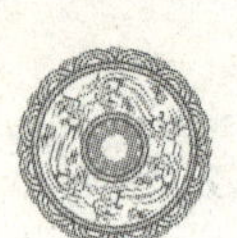

谷雨是春季最后一个节气。这个节气有“雨水生百谷”之意。谚语说：“清明断雪，谷雨断霜。”到了谷雨，寒冷的天气基本结束了，进入农忙的时候。谷雨的特点是“**一候萍始生，二候鸣鸠拂其羽，三候戴胜降于桑。**”这是说：到了谷雨的第一候，由于雨量的增多，浮萍开始生长了；过了五日，是第二候，布谷鸟开始提醒农人春播、春种了；再过了五日，是第三候，人们在桑树上可以见到戴胜鸟了。戴胜鸟又叫一把扇、胡啵啵、花蒲扇、呼哮哼、鸡冠鸟、咕咕翅、山和尚等。头顶着五彩羽冠，全身棕色，两翅和尾呈栗黑色，有棕白色横斑。头上有长羽冠，嘴细长而尖，是啄木鸟一类的益鸟，嘴能插入泥土、石缝间挖食蠕虫、蜘蛛、蝼蛄等昆虫或其幼虫。

在中国江南一带，有“谷雨三朝看牡丹”的谚语，所以牡丹花又叫谷雨花。

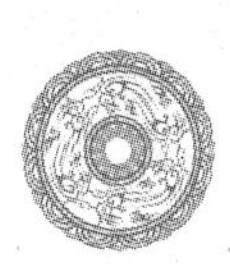

补肾益肝增精气

公历四月是中国农历三月，也就是季春之月。万物推陈出新，其生命又一次展现出萌发的勃勃生机，天地自然都富有生气，阳气处于炽强的状态，阴气潜伏下来。人在此月要早睡早起，不要使身体大汗淋漓的，为的是养护脏气。

季春之月，不要食用韭菜，否则容易发痼疾（即经久难治愈的病），损神伤气。不要食用马肉，否则令人神魂不安。不要食用獐鹿肉等，否则损气损志。不要吃生薤、小蒜，否则伤人志。此月不要食用血制品、脾脏，这是因为季春之月正值土旺在脾。不要食用蛇、鱼肉、葵菜，否则令人饮食不化，使旧病复发，神气恍惚。不要食用陈腌菜，否则人到夏季就会生热病、发恶疮。不要多食鸡蛋，易终身昏乱。不要食用黄花菜、陈醋、酸菜，否则容易发难治的病，起瘟疫。

季春之月，肾气已息，心气渐临，木气正旺，宜益肝补肾，减甘增辛，补精益气，慎避西风，散体缓形，心性安泰，不要杀生，以顺应时令。不要久处湿地，否则容易染上湿邪之毒。大汗时不要迎风，不要在星光之下露体而睡，否则招来不祥之气。

养生花卉禅之杏花

◇花语

酒的使者；瑶池仙品；少女的慕情、娇羞、疑惑；矜持。

季春的代表花是杏花，是“杏花满枝头”之月，也可以叫做“杏花月”。

◇类属与特征

杏花，为蔷薇科落叶乔木杏树的花朵。《辞海》等诸书说：杏，果木名，蔷薇科，落叶乔木；叶阔卵形或圆卵

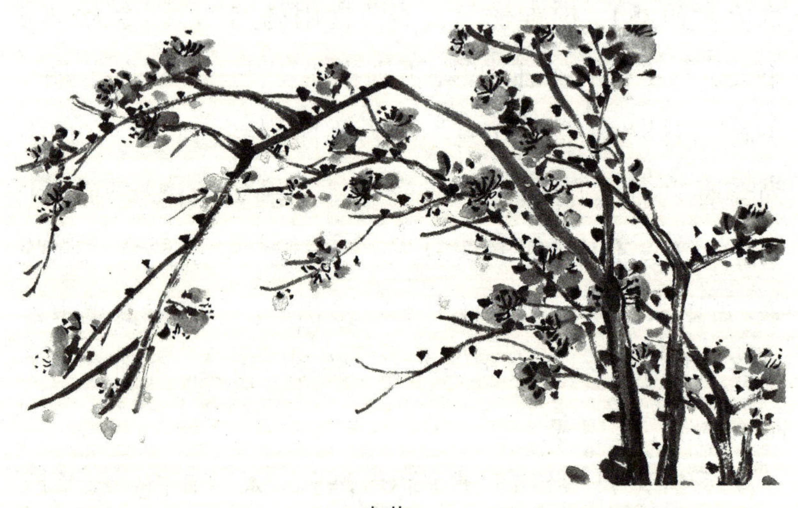

杏花

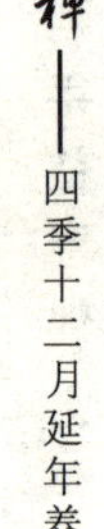

形，边缘有钝锯齿；近叶柄顶端有二腺体；花单生或2至3个同生，淡红色；核果圆、长圆或扁圆形，果皮多金黄色，向阳部有红晕和斑点；果肉暗黄色，味甜多汁；核面平滑无斑孔，核缘厚而有沟纹，为其特征；初夏成熟；性耐寒，喜光，抗旱，不耐涝；树龄长，可活一百年以上。多用嫁接繁殖。原产中国华北、西北、东北各地，分布广。果供生食外，可制成杏干、杏脯等。杏仁可食用、榨油和药用。花供观赏。

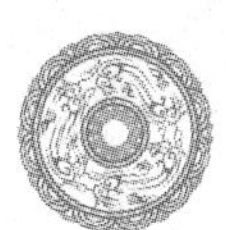

◇史载药录

李时珍说："杏字篆文象子在木枝之形。或云从口及从可者，并非也。"《江南录》说："杨行密改杏名甜梅。"《名医别录》说："杏生晋山川谷。五月采之。"苏颂说："今处处有之。有数种——黄而圆者名金杏，相传种出自济南郡之分流山，彼人谓之汉帝杏，言汉武帝上苑之种也。今近汴洛皆种之，熟最早。其扁而青黄者名木杏，味酢不及之。山杏不堪入药。杏仁今以从东来人家种者为胜。"寇宗奭说："金杏深赭色，核大而扁，乃接成者，其味最胜。又有白杏，熟时色青白或微黄，味甘淡而不酢。生杏可晒脯作干果食之。山杏辈只可收仁用耳。"李时珍说："诸杏，叶皆圆而有尖，二月开红花，亦有千叶者，不结实。甘而有沙者为沙杏，黄而带酢者为梅杏，青而带黄者为柰杏。其金杏大如梨，黄如橘。《西京杂记》载蓬莱杏花五色，盖异种也。"王祯《农书》云："北方肉杏甚佳，赤大而扁，谓之金刚拳。凡杏熟时，榨浓汁，涂盘中晒干，以手摩刮收之，可和水调食，亦五果为助之义也。”

杏、杏花，入本草名录始载于《名医别录》下品。杏核，始载于《神农本草经》。杏树，为中国北方栽培最为普遍的多年生落叶果树之一。温信子说：北京市怀柔区黄花城乡一带是产杏之乡，大的分类有家杏和山杏之分。家杏有黄扁子、红扁子、白灵水、大杏等品种。山杏有能吃皮的和不能吃皮的两种，能吃皮的极少。家杏和山杏的主要别在于：家杏是甜仁，皮甜可吃，能做成杏干；山杏多为苦仁，多数皮肉薄，不能吃。观赏杏花多为家杏开的花，芳香艳丽，光彩夺目。杏树浑身是宝，杏树叶可食，树皮和树木枝是很好的柴火。就是杏树干里的虫子也可食之。

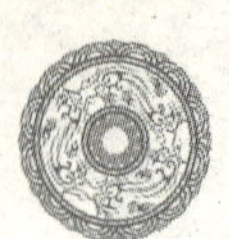

◇杏药用

（一）性味：杏花，性温，味苦，无毒；杏果，味酸、甘，性热，有小毒；杏仁，味甘、苦，性温、冷利，有小毒。

（二）药用部分：花、果、仁、叶、枝、根均可入药。

（三）主治与应用：

1. 杏花，入脏腑诸经。主治补不足，女子伤中，寒热痹厥逆。

2. 粉滓面䵟——杏花、桃花各一升，东流水浸七日。洗面三七遍，极妙。源自《圣济总录》。

3. 杏，曝脯食，止渴，去冷热毒。心之果，心病宜食之。源自孙思邈。

4. 杏核，味甘，温。主治咳逆上气，雷鸣，喉痹，下气，产乳金疮，寒心奔豚。生川谷。源自《神农本草经》。

5. 杏仁，治惊痫，心下烦热，风气往来，时行头痛，解肌，消心下急满痛，杀狗毒。源自《名医别录》。

6. 杏仁，治腹痹不通，发汗，主温病脚气，咳嗽上气喘促。入天门冬煎，润心肺。和酪作汤，润声气。源自甄权。

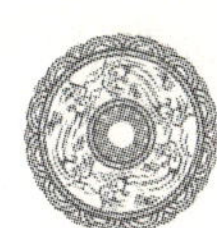

7. 杏仁，除肺热，治上焦风燥，利胸膈气逆，润大肠气秘。杏仁，气薄味厚，浊而沉坠，降也，阴也。入手太阴经。其用有三：润肺也，消食积也，散滞气也。源自张元素。

8. 肺燥喘热，大肠秘，润五脏——用杏仁去皮研细，每一升，入水一升半，捣调汁。入生姜四两，甘草一寸，银、石器中慢火熬成稀膏，入酥二两同收。每夜沸汤，点服一匙。源自寇宗奭的《本草衍义》。

9. 上气喘急——有杏仁、桃仁各半两，去皮尖，炒研，用水调生面和成丸，如梧子大。每服十丸，姜蜜汤送下。以微利（泻）为度。源自《圣济总录》。

10. 喘促浮肿，小便淋沥——用杏仁一两，去皮尖，熬研，和米煮粥。源自《食医心镜》。

11. 风虚头痛，欲破者——杏仁去皮尖，晒干研末，水九升研滤汁，煎如麻腐状，取和羹粥食。七日后大汗出，诸风渐减。此法神妙，可深秘之。慎风、冷、猪、鸡、鱼、蒜、醋。源自《千金方》。

12. 心腹结气——杏仁、桂枝、橘皮、诃黎勒皮等分，为丸。每服三十丸，白汤下。无忌。源自《食疗本草》。

13. 面上皯疱（皯，音敢，指面色枯槁黝黑）——杏仁去皮，捣和鸡子白。夜涂之，旦以暖酒洗去。源自《食疗本草》。

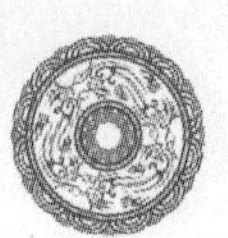

14. 牙龈痒痛——杏仁一百枚，去皮，以盐方寸匕（一匙），水一升，煮令沫出，含漱吐之。三度愈。源自《千金方》。

15. 小儿咽肿——杏仁炒黑，研烂含咽。源自《普济方》。

◇杏饮食

1. 杏酥法，去风虚，除百病——捣烂杏仁一石，以好酒二石研，滤取汁一石五斗，入白蜜一斗五升搅匀，封于新瓮中，勿泄气。三十日看酒上酥出，即掠取纳瓷器中贮之。取其酒滓团如梨大，置空屋中，作格安之。候成饴脯状，旦服一枚，以前酒下。源自苏颂。

2. 杏花露——杏仁四两，桂花二钱，冰糖适量。将杏仁清洗干净后捣碎，放到锅中煮一刻钟，然后放进洗好的桂花，继续煮约十分钟，去渣，加冰糖调味即可食之。此露清香可口、美味扑鼻，能乌发护肤、祛斑养颜，四季可常用。源自民间验方。

3. 杏花粥——粳米、杏花适量。用淘洗好的粳米煮粥，待八成熟，放进洗好的杏花继续熬，米烂粥成，即可食之。有补不足、益脾肺、祛风通络、美容养颜之功。可预防粉刺和黑斑。源自民间验方。

4. 杏花茶——杏花四钱，洗净，放入茶杯，用沸水冲泡，代茶饮用。可滋润肌肤、补肾固精、补虚抗衰、悦颜明目。源自民间验方。

5. 杏花薷竹茶——杏仁、香薷、淡竹叶各一钱，金银花二钱，绿茶半钱。先将杏仁、香薷研为细末，与淡竹叶、金银花、绿茶一同用沸水冲闷一刻钟或水煎沸八分钟，即可饮用。可解口渴烦躁、夏季炎热，有生津止渴、清热解暑、静心除烦之功。源自《食疗本草》。

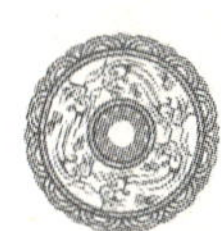

6. 益寿延年——新鲜杏果富含铁、钾、铜、纤维素、胡萝卜素，晒干后营养价值增加。杏产品营养价值最高的是杏仁。杏仁是维生素B_{17}的最好来源，维生素B_{17}有很强的抗癌能力。食法：杏仁可直接吃，也与其他坚果一同碾碎为糊食之。

7.《名医别录》说：“杏，生食多伤筋骨。”

寇宗奭说：“凡杏性皆热。小儿多食，致疮痈膈热。”

扁鹊说：“多食动宿疾，令人目盲、须眉落。”

宁原说：“杏，多食，生痰热，昏精神。产妇尤忌之。”

李时珍说：“杏两仁者，杀人，可以毒狗。凡杏、桃诸花皆五出。若六出必双仁，为其反常，故有毒也。”

孙思邈说：“杏仁，作汤，如白沫不解者，食之令气壅身热。汤经宿者动冷气。”

徐之才说：“杏仁，恶黄芩、黄芪、葛根，畏蘘草。”

◇杏花观赏

杏花，芳香艳丽，光彩夺目，是游春玩赏时的佳品之一。杏花，《遵生八笺》收在《燕闲清赏笺·四时花纪》中。高濂先生在此书中说："本有梅杏、沙杏之分，根生最浅。以大石压根，则花盛果结。核种。"（上文今语：杏，本来有梅杏、沙杏的区分，根扎得很浅。如果用大石头把它的根压住，会开出很多的花朵来，果实也会结得很好。杏是以核为种子来栽培的。）

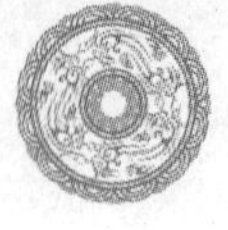

夏季延年益寿禅

夏季的三个月和南方相映成趣，因为南方在夏季最热，有夏的基本特征。在古文里，夏、暇两字相通。看来《礼记》所言“夏之为言假也”中的“假”字与“暇”字不无关系。夏天是万物“养、长”的时节，而万物的滋养成长需要仁义之情、之境。

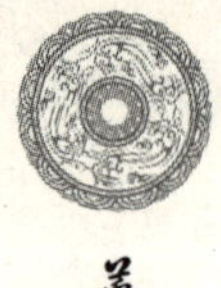

一、万物皆守夏衡

看来《礼记》所言“夏之为言假也”中的“假”字与“暇”字不无关系。夏天是万物“养、长”的时节，而万物的滋养成长需要仁义之情、之境。

《礼记》有云：“南方曰夏，夏之为言假也，养之长之，假之仁也。”这句话有人解释为：南方称为夏，夏有假借的意思，即滋养成长是虚假借仁义而行的。这样解释似乎有点牵强，又让今天的人更搞不懂了。不如说：夏季的三个月和南方相应成趣，因为南方在夏季最热，有夏的基本特征。在古文里，夏、暇两字相通。看来《礼记》所言“夏之为言假也”中的“假”字与“暇”字不无关系。夏天是万物“养、长”的时节，而万物的滋养成长需要仁义之情、之境。

夏季，即一年的第二个季节，中国习惯指立夏到立秋的三个月时间，即农历四、五、六三个月。夏季日照较长，高温多雨，人体易受湿热侵袭，出现高热、口渴、咽干、汗多、胸闷、恶心等中暑症状，发病突然，病变快，口服人丹、藿香正气水等可缓解。夏季重在养心气，心气足，可使血液运行通畅，营养护卫全身。夏季应多吃些消热解暑的凉性食物，如绿豆、西瓜、苦瓜等。夏季应注意避阳、防风、防受凉，提倡午睡，一般睡时半个小时到一个小时为好。

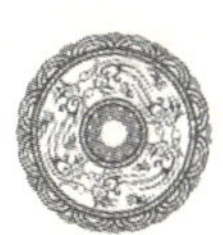

朱骏声《说文通训定声》说：夏，“此字本谊训大也。万物宽假之时也。”《方言》中说：“自关而西，秦晋之间，凡物之壮大者而爱伟之，谓之夏。”

《汉律志》说：南方的“南”字，是孕育的意思。阳气在夏季这个时令里，开始大量发挥孕育万物的作用。所以君子在夏季，要顺应其时令节气的特点来调养、摄取，以使生命得到真正的护养。

《遵生八笺》说：立夏，火相；夏至，火旺；立秋，火休；秋分，火废；立冬，火囚；冬至，火死；立春，火殁（即火无）；春分，火胎（即火开始复活）；如此之说，是言明火是孕育在木中的。

《太云经》说：夏季，万物成长到了极点。董仲舒说：阳气长居于大夏，是生长万物的极好条件啊！《淮南子》说：夏季是一个平衡的季节。在夏季，大自然与生态都处于平衡和均匀状态之中。万物生长和养护无不遵守夏季这种平衡、均匀之道。

夏季三个月，在五行中属火，其主要作用是长养心气。心气火旺，在五味中属苦。火能克金，而金属肺。肺在五味主辛，当夏饮食之味，宜减苦增辛以便养肺。

在三伏天，人们的腹内常常是冷的，所以此时最忌讳下利之病（一般指痢疾）。因为下利会导致人体中阴气的泄失，故此时不宜针灸，只宜发汗。

夏季心火旺盛，而肾气却衰，虽身处大热季节，也不宜吃冷饮、蜜冰、凉粉、冷粥饱腹，否则由此受寒必然导致霍乱腹泻之病。

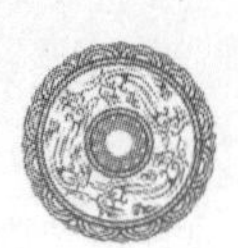

夏季不要食用瓜茄生菜，这是因为人的腹中刚刚受了阴气之凉，又吃这样凝滞的食物，会在腹中变成症块。过去受过凉而患痰火症的人，更不要在此时食用瓜茄生菜等凝滞之品，特别是老年人更要慎重保护自己呀！

在夏季，不要在屋檐下、过廊里、大堂中、破窗前乘凉。是因为这些地方虽然凉快，但其暗藏的阴气、阴风伤起人来是最厉害的。科学的乘凉方法是选择在宽敞的客厅里、清静的居室中、水上亭台内、树荫等洁净空敞之处，享受自然中的清凉。在这样的地方乘凉，更宜调整呼吸，平心静气，常常有如冰雪在心，所遇炎热之气就会在心中慢慢地减少了。不要把热看成热，否则所遇夏热感之更热。乘凉要注意的是莫迎风，防贼邪阴风，否则会致病。

不得在星月之下露卧、露宿。倘若在室外睡着了，或者睡觉时让人扇风取凉，贪图了一时之快，其阴气、阴风却容易吹进皮肤腠理，导致患病更重更深。

出汗贪凉，身体迎风而卧，会致中风麻痹之病，症见手脚麻木，语言迟钝，甚则四肢瘫痪。当时未病的，一般是因为年轻力壮，正逢月圆之时，遇到了祥和之气，为此而幸免了，但是以后还要发作此类病的。马上发病的人，一般是年迈力衰，或者身体正值虚弱，也正值月缺之时，未遇祥和之气而患了病。

夏季的三个月中，每天宜进温补平顺丸散之药。饮食要温暖，不要吃得太饱，宜少食多餐。宜饮桂、豆蔻熟汤，尽量戒食肥腻之品。

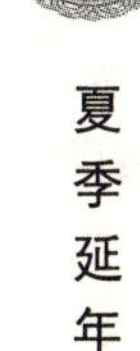

人的头部是阳气汇总的地方，尤其不可以迎风而吹。睡觉的地方不要有小缝小隙，封闭为好，否则易伤风于后脑勺。夏季的三个月，每天应当梳头一二百下。梳头时不要梳伤头皮，须在无风的地方梳头，这样会自然祛除风邪，还可明目。

夏之节气

孟夏

立夏，太阳到达黄经45°；第一候，蝼蝈鸣；第二候，蚯蚓出；第三候，王瓜生。时值公历5月5日至7日之间。

小满，太阳到达黄经60°；第一候，苦菜秀；第二候，靡草死；第三候，小暑至。时值公历5月20日至22日之间。

仲夏

芒种，太阳到达黄经75°；第一候，螳螂生；第二候，鵙始鸣；第三候，反舌无声。时值公历6月5号至7号之间。

夏至，太阳到达黄经90°；第一候，鹿角解；第二候，蜩始鸣；第三候，半夏生。时值公历6月21号至22号之间。

季夏

小暑，太阳到达黄经105°。第一候，温风至；第二候，蟋蟀居辟；第三候，鹰乃学习。时值公历7月6号至8号之间。

大暑，太阳到达黄经120°；第一候，腐草化为萤；第二候，土润溽暑；第三候，大雨时行。时值公历7月22号至24号之间。

二、长养之道在夏时

丘道长这句话是说：夏季的天气热，不要一直处于火热之中而不注意养生，可以吃些豆类降热之品，以保身体不会伤热。当然，在夏季常喝绿豆、冰糖或白糖熬成的解热汤是最好不过的了，但是不要冷饮，宜热时饮。

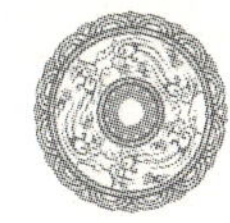

在《黄帝内经·四气调神大论篇》中，把夏称为“蕃秀”，是指夏季三个月是自然界万物繁茂秀美的时节和时令。这个时候的自然特点是：天气下降，地气上升，天地二气相互交融，草木等各种植物纷纷开花、结果，长势旺盛。

夏季三个月的养生原则是：到了夜晚就应当休息睡眠（一般在21点~22点进入睡眠状态是最好的，忌睡眠过晚。这是因为夏季白天太长，人们的身体会感到过于疲劳，及时睡眠是恢复体力的最佳办法），到了清晨就应当早早地迎着朝阳起床，以享晨阳之益。不要抱怨和厌恶白天太长了，在情志上应当保持愉快，不去发怒，使自己的心中没有郁怒，沉着微笑地面对大自然和社会施加的一切影响，因势利导。要强调的是，应使自己的精神面貌适应夏季的气候，以成其姿容肤色的秀美，让自己的精神之花、精神之美更加光辉灿烂。这就需要身体的宣通畅达、通泄自如，同时也要使所遇到的夏气得以疏泄，精神愉悦，并对外界事物保持浓厚的兴趣。此即夏季三个月的“长养之道”，也叫保护“长养之气”的方法。

如果违背了如此的“长养之道”，便会伤及心气，到了秋天就会患上疟疾之类的病。如此是由于夏季长养的基础差，供给秋收之气的条件和秋季收敛的能力也相应地不足了，到了冬天其所患之病就会加重了。

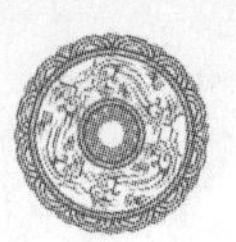

丘处机说：**“夏气热，宜食菽以寒之，不可一于热也。”**“菽”是什么呢？是各种豆类食品的总称。丘道长这句话是说：夏季的天气热，不要一直处于火热之中而不注意养生，可以吃些豆类降热之品，以保身体不会伤热。当然，在夏季常喝绿豆、冰糖或白糖熬成的解热汤是最好不过的了，但是不要冷饮，宜热时饮。

在夏季，禁饮温汤（**正如老百姓用俗话说的：温了吧唧的汤不好喝，伤胃口**），食不要过饱，卧不在湿地，穿不着湿衣，以防病生。

夏季三个月，头卧宜向南，大吉。

夏季三个月，六气十八候皆正长养之令，勿起土，也不要伐大树。

《千金方》说：**“夏七十二日，省苦增辛，以养肺气。”**

《内经》说：夏季不可枕冷石或铁物取凉，否则大损人的眼睛。

陶隐居说：夏季的冰水只能用来浸物，以便驱散烈日暴晒而形成的暑气，但是不可以作为饮水而用，否则冰水进入胃腹后导致冷热相搏而成疾。

在食物中多拌些白砂糖，可以解暑热。

夏至后，秋分前，忌食肥腻、饼臛（臛，即肉羹）、油酥之类的食品，这些食品和酒、浆、瓜、果极为相碍，夏天的疾病往往是这些食品同用而引起的。

夏季不要露卧于室外，否则导致皮肤长癣，或者得面风症（即面部神经麻痹症和瘫痪症）。

在夏天如果被暑热气伤着了，到了秋天会得疟疾。

如果忽然遇到强烈降温，要立即防避。人们常常在夏天遇到大冷时任其摆布，不懂得防避，由此而发生的感冒等时病是不少见的啊！

在夏季，太阳把石头、凳子晒热了，不可以马上就坐上去，否则搐热生豚疮，冷下来会导致疝气发生。人体在烈日下晒得很热，或者从很热的地方回来，不可以马上用凉水洗脸，否则会损伤眼睛的。伏热在身，不能马上饮用凉水或吃冷物激身，否则会害人体。

五六月，深山涧中的死水，多有鱼鳖的精液和涎水遗存其中，如果饮其水，会生瘕病（即腹内结块的病）。

夏天不宜大醉。清晨吃炒葱头酒一两杯，可令人血气通畅。

风毒脚气是因肾虚而导致的。人体的命门属肾，在夏之月，精化为水，肾开始衰弱，所以夫妻房事在夏季不可过度，以免伤了身体中的元气。

《金匮要略》说：夏季的三个月，不可吃猪心，否则其死气会伤及心脏。

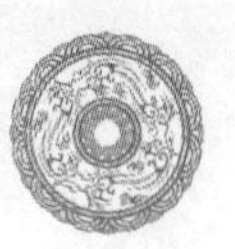

三、夏旺消暑定心神

《黄庭经》说："心部之宅莲含花，下有童子丹元家，主适寒热荣卫和，丹绵绯囊披玉罗。"此言是说：心的外表像一朵莲花，正处于含苞未放之时；下为炼童子功的丹元；心主管着寒热的调理，营养的摄入和身体的和谐任务；它的颜色就像朱红色的口袋被白素色的薄纱包裹着。

《遵生八笺·心脏夏旺论》说：在五行，心属南方之火，为赤帝神，形貌如朱雀，形象如倒悬着的莲蕊。心，其实是细小的意思，它虽然容纳细小，但它却无不贯注，能变水为血。心的重量有十二两（当时以十六两为一斤），其位置在肺下肝上，对鸠尾穴下一寸（其穴位于脐上七寸，剑突下半寸）。

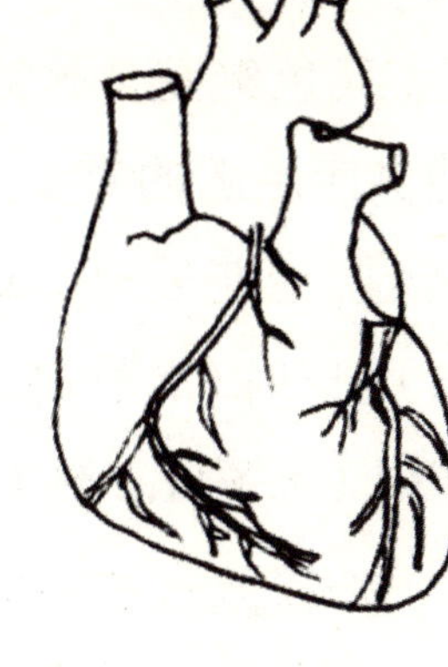
心脏

心脏，色如缟（即未经染色的白色的绢）映绛（即赤色，火红、大红）。中有七孔、三毛。上智之人，心孔通明；中智之人，五孔，心穴通气；下智之人，其心无孔，气明不通，无智，狡诈。

心为肝子，为脾母。舌为心之宫阙，其窍通耳。左耳为丙，右耳为丁。

心之液为汗。肾邪入心则汗溢，其味为苦。

小肠为心之腑，与心合。《黄庭经》说："心部之宅莲含花，下有童子丹元家，主适寒热荣卫和，丹绵绯囊披玉罗。"此言是说：心的外表像一朵莲花，正处于含苞未放之时；下为炼童子功的丹元；心主管着寒热的调理，营养的摄入和身体的和谐任务；它的颜色就像朱红色的口袋被白素色的薄纱包裹着。

心之声（即在五声中）为徵，其臭（即在五臭中）为焦，故人有不畅之事，心反映出来的是焦躁。

心气通则能辨别五味，心病则舌焦卷而短，不能辨别五味。

心之性为礼，心之情为乐。

人到了六十岁，心气衰弱，言多错忘。

心脉出于中冲，生之本，神之处，主管人的聪明和才智（中冲穴在手中指末节尖端中央。取法：仰掌，在手中指

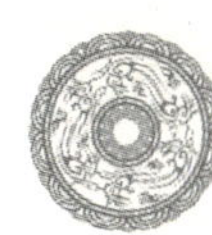

尖端之中央取穴)。心与脉相合,其色鲜艳。脉血虚少,不能供应脏腑的需要,心脏必先衰弱。心与辰时(上午7点到9点)、巳时(上午9点到11点)、午时(上午11点到下午1点)相合,外应大自然中的南岳,上通天上的荧惑之精(荧惑是火星的别名)。

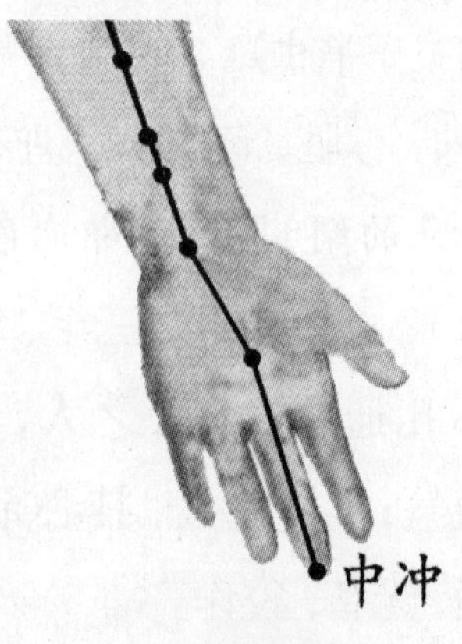

中冲穴位图

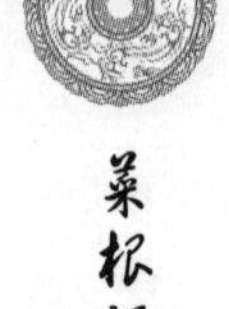

心受了风邪的人,舌头收缩而不能言语。血壅之病,必心惊。舌无味,心必虚。善忘者(即忘性大的人),心与神相离了。重语者(即语言重复颠倒的人),心必乱。多悲者,心伤。好食苦者,心不足。面青黑者,心气冷。容色鲜好,红活有光,心无病。肺邪入心则多言。心通微,心有疾,当用"呵"法。

《摄生消息论》说:"夏三月,欲安其神者,则含忠履孝,辅义安仁,定息火炽,澄和心神,外绝声色,内薄滋味,可以居高朗,远眺望,早卧早起,无厌于日,顺于正阳,以消暑气。逆之则肾心相争,水火相克,火病由此而作矣。"读此言,深感精辟之极,其文言之准简,是今天的白话不可同日而语的。若翻译成白话文,不外乎是说:在夏季的三个月里,如果想使精神安宁,就要表现出忠诚和孝敬的作为与形象啊!要在不义面前为正义践行,加强仁德修为,要平定心火,澄澈精神和心灵,远离外界的声色之乐,饮食上要少食肥甘厚味,时常居高而远望,切记早睡早起,不要厌恶白天太长，要和顺于阳光，以便消除暑气之扰。倘若不是这样做，其心和肾就要相互对抗，水火不相容，由火而引起的病就会发生了。

◎ 心脏修养法

古代对此法有不同的记载。《遵生八笺》的记载是这样："当以四月、五月、六月弦朔清旦，面南端坐，叩齿九通，漱玉泉三次，静思注想，吸离宫赤气入口，三吞之，闭气三十息，以补呵气之损。"此法是说：应当在农历的四月、五月、六月初一到十五的清晨，面向南方端端正正地坐下，然后叩齿九次，漱口中溢出的津液三次，不要想什么，把心情平静下来，吸进来自南方大自然的新鲜空气三次，然后闭气三十息（一息，一般指一呼一吸），以利于补偿用"呵"气之法的损失。

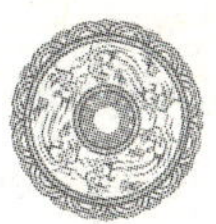

《黄庭遁甲缘身经》说："且夫心者，夏之用事也。天地气交。万物华结，亥寝丑起。无厌于养，英成实长。夏之德也，逆之则伤心。常以四月、五月、六月弦朔清旦，南面端坐，叩金梁九，漱玄泉三；静思想吸离宫之赤气。入口三吞之，以补呵之损，植其灵府。开心穴，饵离火，涩玉女，神平体安，众殃不害，金火不能伤，治神之灵也"。

◎ 治心“呵”字诀

《遵生八笺》记载：“治心脏用呵法：以鼻渐长引气，以口呵之，皆调气如上，勿令耳闻之，然后呵之。若心有病，用大呵三遍，细呵十遍。呵时，以手交叉，乘起顶上为之。主去心家劳热，一切烦闷。疾愈即止，过度即损，亦须以呼字吸旺气以补之。”此段是说：治疗心脏的疾病可以用六气中的“呵”法——用鼻子慢慢地、长长地吸入新鲜空气，再用口发“呵”字音慢慢地呼出体内的污浊之气，发出的“呵”声要细得连自己也听不见。如果心脏有了病，可以大“呵”三遍，细“呵”十遍。“呵”时，把手交叉在头顶，可以解心脏的一切劳热和烦闷。病好了就要停止使用“呵”法，否则会适得其反，造成损伤。也需要以“呼”字法吸旺气以加补养。

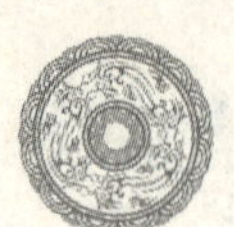

◎ 心脏导引法

依《黄庭内景五脏六腑补泻图》、《遵生八笺》介绍：可正坐，两手作拳，用力左右互相虚筑，各三十次。又可以正坐，以一手向上托空，如托重石，左右手交替进行，又以两手急相叉，以脚踏手中，各三十次（原文为五六度），做的时候要闭气。此法可去心胸间风邪诸疾。做毕，闭目良久，三咽津液，三叩齿而止。以上方法，在农历四、五月进行为好。

四、脾旺四季需夏养

脾合于肉（即脾与人体的肌肉联系紧密），其容于唇（即脾的情况表现于唇上。脾脏功能良好的人，嘴唇就会丰满、光滑），肌肉消瘦，是由于脾脏功能衰弱的缘故。

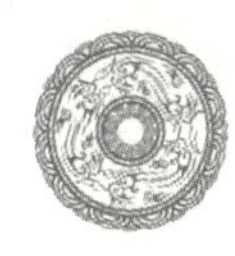

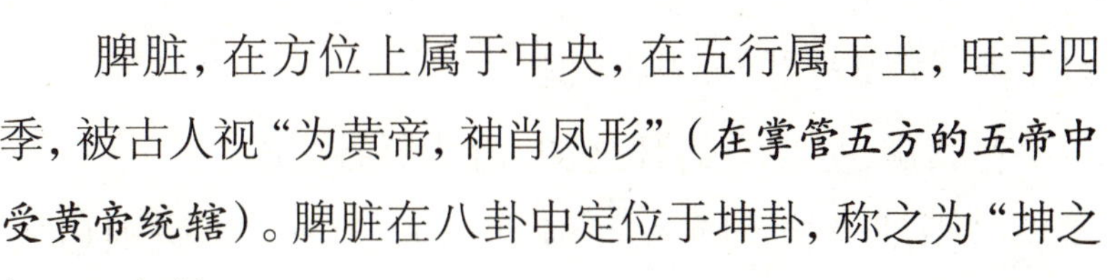

脾脏，在方位上属于中央，在五行属于土，旺于四季，被古人视“为黄帝，神肖凤形”（在掌管五方的五帝中受黄帝统辖）。脾脏在八卦中定位于坤卦，称之为“坤之气，土之精”。

脾脏，即“裨”的意思，是说它裨助胃气。脾脏的位置在心脏下方三寸的地方，重一斤二两，宽三寸，长五寸。

脾为心之子，为肺之母，外通眉阙（即两个眉头），能制谋意辩（即人的谋略、口才都决定于脾气）。口为脾之宫（就是说口是脾脏的门户），古人说脾之神多嫉（用现在的话讲，就是说人的嫉妒之性产生于脾）。脾无定形，主土阴。妒也无准，妇人多妒，乃受阴气所致（因为脾性属土，其形状也和土一样难于固定。而脾脏产生的嫉妒之性也因人而异，妒忌心理大都是来源于脾脏的阴气所促使）。

食熟软热物，全身之道也（即常常食用熟、软、热的食物，是保持身体健康的关键）。故脾为五脏之枢，开窍于口，在形为颊（即脾在形体上表现为脸部的两侧），脾脉出于隐白穴，主肌肉（与人体的肌肉息息相关）。隐白穴，为井穴之一，位于足大趾内侧，趾甲角旁0.1寸有趾背动脉，为腓浅神经的足背支及足底内侧神经。浅刺或按摩隐白穴，主治月经过多、崩漏等妇科病证；治便血、尿血等慢性出血证；治癫狂、多梦等神志疾患；治惊风；治腹满，暴泄。现代常用于治疗功能性子宫出血、上消化道出血、急性肠炎、精神分裂症、神经衰弱等。配合气海、血海、三阴交治月经过多；配合脾俞、上脘、肝俞主治吐血；配合大敦治疗昏厥。

饮食入胃、肠，消化而形成谷气精华，入于脾，产生的津液是涎，肾邪入脾则多涎。

在六腑之中，胃为脾之腑，合为五谷之腑。

口为脾之宫，脾气通畅则口知五味，脾病则口不知味。

脾合于肉（即脾与人体的肌肉联系紧密），其容于唇（即脾的情况表现于唇上。脾脏功能良好的人，嘴唇就会丰满、光滑），肌肉消瘦，是由于脾脏功能衰弱的缘故。

在人体内的方位上，脾脏居在中央的位置。在四时，脾脏之盛充分显示在季夏（即夏季的第三个月）。在天干日辰中属于戊己；与之相合的时辰是丑辰未戌四时。在五行中，为土。在五声中，为宫。在五色上，为黄。在五味

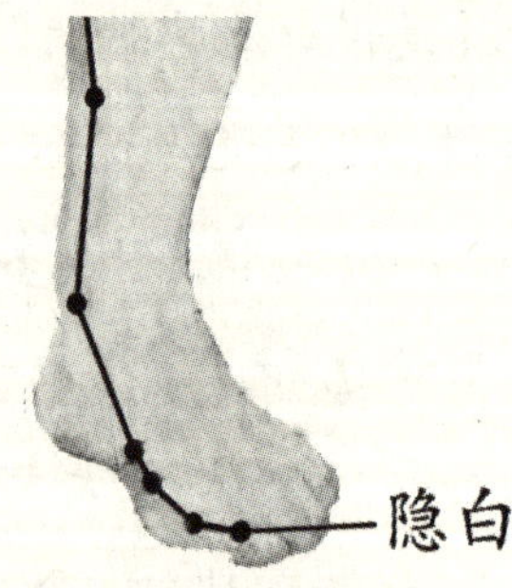

隐白穴位图

上，为甘。其嗅香（即所表现出来的声音是五声中的“宫”声；所表现出来的颜色为黄色；所喜欢的味道是甘味，所洋溢出来的气味是清香。在五臭中，为香。五臭，即臊臭、焦臭、香臭、腥臭、腐臭五种臭味），心邪入脾则恶香。

古人云：脾脏外应五岳中的中岳，与天上土星的精气相通。存土星的黄气入脾中，连于胃上，以安脾之脏气（即自然界的黄气孕育着人的脾脏，且与胃部连接，使脾脏得到安歇）。

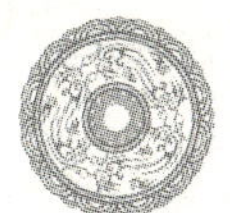

脾是消谷之脏，它就像一盘转磨，化其入胃之生谷，熟成为水谷之精微，传布于脏腑、五体之中。脾“磨”不转，则食不能化消，人体反被食谷不化所累，称为食患（即脾脏功能失调则无法消化食物，人体就反而被食物危害）。

脾脏属于“乐脏”，需要人保持情绪上的快乐。人快乐，则脾乐，乐能使脾动荡而“磨”。

各脏不调则伤脾（即人体其它各脏失调，会导致脾脏受伤），脾脏不调则伤体质，体质和脾脏俱伤，则人之病会很快恶化的。

人应当谨慎食用过硬的食物，老年人更要注意。

不想进食的人，一般是因为胃肠内还有没有消化的食物，脾脏还在工作。

贪食的人，一般是因为脾有实症。腹中已空，却又不想进食的人，一般是由于脾虚的缘故。

常常有疑惑心理的人，是由于脾不安的缘故。

面容憔悴的人，是由于脾受到伤损的缘故。

喜欢吃甜食的人，是由于脾气不足的缘故。

肌肤鲜白而滑腻的人，则是脾脏健康无病的缘故。

肺部的邪气侵入脾脏，则多歌。故脾脏有病，可发“呼”字音，呼以抽其脾之疾。中热之病，也宜用“呼”法出之。

每到四季月（即农历三月、六月、九月、十二月）的后十八天，人当少思屏虑，屈已济人，不为利争，不为阴贼，不与物竞，不以自强，恬和清虚，顺坤之德而后全其生。逆之则脾肾受邪，土木相克，则病。（即这些天内，更应该修心养性，少思少虑，宁可委屈自己，济助他人，也不为了谋利而与人争执，也不强迫自己去做什么阴损之事，不与物相竞争，清心寡欲，与世无争，顺应坤卦的那种柔顺的德性，以保全自己的生命。倘若违背了这些规律和原则，人的脾和肾就会受伤，土木相克，疾病就会发生了。）

农历六月，忌食吴茱萸，否则会使人患赤、白痢。四季勿食脾、肝、羊血。脾有病，宜食米、枣、葵，禁食酸味之品。

◎ 脾脏修养法

夏三月，每天清晨，以及春、秋、冬三季的最后十八天，正坐中宫，闭气五息，鸣天鼓二十四次（鸣天

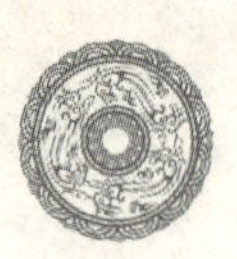

鼓：以两手抱于脑后，用中指和食指轻轻敲击头顶，左右各二十四下），想象自己吸入了坤宫中的黄气（即吸入中央的新鲜空气），吸入十二次，以补养因“呼”法带来的损伤。

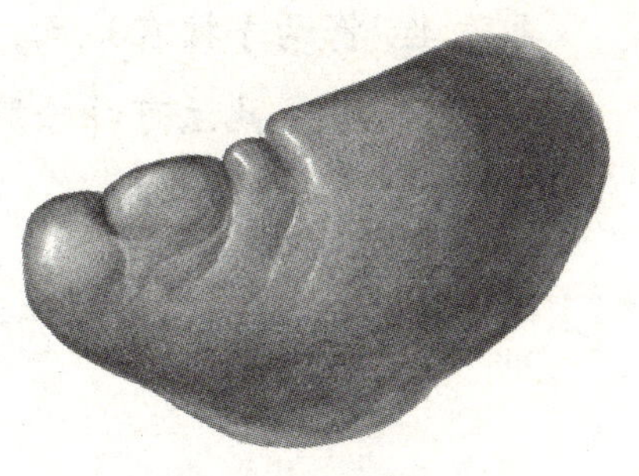
脾脏

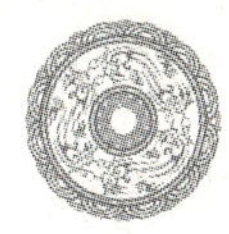

◎ 治脾“呼”字诀

治脾脏之病，选吐纳之法时宜用“呼”字诀。其方法是：先用鼻子长长地吸一口气，然后用口将体内的浊气呼出，呼气时发“呼”字音。脾脏有病，应大“呼”三十遍，小“呼”十遍。呼时须撮拢口而出，不可自然开口而呼。“呼”法可除体内冷气、壮热、霍乱、积食不化，偏风麻痹、腹内结块。连续呼之，中间不间隔，疾退即止，过度“呼”之则会使内脏受损，受损则用“吸”法去补养。

◎ 脾脏导引法

宜在农历六月内进行。具体做法：可大坐，伸一脚（最大限度地将脚伸出），以两手向前反掣十五次。

再跪坐，将两手按在地面，双目回视，眼睛用力瞪大，反复十五次。此法可祛除脾脏系统积聚的风邪毒气，又能消食。

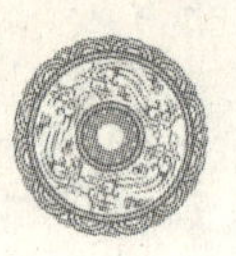

五、夏时养生逸事

夏三月睡眠论

最佳睡眠段：00：00 －6：00

夏三月万物是处于盛极而始衰的阶段，而人体也相应如此。即这三月人体的活力也会慢慢渐入高峰，清醒的时间也会大大增加。因为这三个月的睡眠即需要“夜卧早起”。这里的“夜卧早起”与春季不同。因为夏季的白日在一年四季中是最长的，故这里的夜也相应地变得更晚，早起则不变。按我个人的经验，一般人到夏季的睡眠其实也只有五、六个小时，这是自然而然的，与万物同理。这时的养生注重的是有收有泄，以泄为始，以收为终。这时的机体也是一年四季中最亢奋的时候，可以在这个季节趁机体兴奋状态多做一些事，或多多进行学习，补充自己。但这个季节需要注意的是心的保养。最好多开阔心胸，因为心伤则暑气乘虚而入，郁结体内，到了秋天天气变凉暑气郁结在体内就易生病。春、秋、冬三季都不适合睡午觉的，这是因为此三季都白天短，夜间长的缘故。惟独在长夏是最宜午睡的。这不是对长夏有什么偏爱的缘故，论长夏白天的时间长度要顶深冬两个白天的。而长夏的一个夜间，比不过深冬半个夜晚。在夏季如果只在短短的夜间睡觉，而不在中午补充一下，那是在“以一分之逸，敌四分之劳”的，也就是说一分的休息是解不了四分疲劳的。

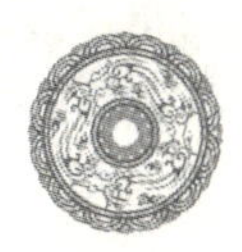

《夏至九九歌》

大家对《冬至九九歌》比较熟悉，而《夏至九九歌》却没有多少印象。下面是全国各地流传的几首《夏至九九歌》，供读者参考。

（一）

一九二九，扇子不离手；
三九二十七，雪水甜如蜜；
四九三十六，出汗如淴浴；
五九四十五，头戴秋叶舞；
六九五十四，乘凉不入寺；
七九六十三，上床寻被单；
八九七十二，思量盖夹被；
九九八十一，家家打炭墼。

（二）

一九至二九，扇子不离手；

三九二十七，冰水甜如蜜；

四九三十六，汗湿衣服透；

五九四十五，树头清风舞；

六九五十四，乘凉莫太迟；

七九六十三，夜眠要盖单；

八九七十二，当心莫受寒；

九九八十一，家家找棉衣。

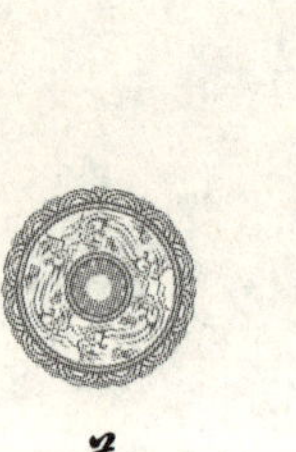

（三）

夏至入头九，羽扇握在手；

二九一十八，脱冠着罗纱；

三九二十七，出门汗欲滴；

四九三十六，卷席露天宿；

五九四十五，炎秋似老虎；

六九五十四，乘凉进庙祠；

七九六十三，床头摸被单；

八九七十二，子夜寻棉被；

九九八十一，开柜拿棉衣。

（据说此歌最能反映我国大部分地区气候特点，是用松墨草书写在湖北省老河市一座禹王庙正厅的榆木大梁上的，拆除此庙时被发现。）

端午节

农历五月初五，是端午节，又叫端节、端五、端阳、重午、午日节、五月节、女儿节、蒲节、天中节、诗人节、龙日等。此日，古人有用兰草汤沐浴的习俗，故又叫“浴兰节”。道教称为“地腊节”。端午节的起源，说法不一。一般认为源于古人的避“恶日”，传说这一天恶疠病疫泛滥，古人有“躲午”（躲五）的习俗，以讹传讹，说成了“端午”。后人最普遍的说法是为了纪念战国时伟大的爱国诗人屈原。

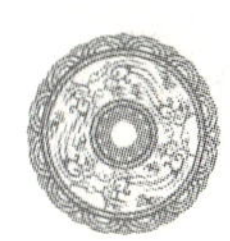

1. 端午酒——端午节时，邹平县人早晨习惯饮一杯酒，相传可避邪。

2. 五彩线——端午节时，日照市人给儿童缠五色线，又叫五彩线、轧五丝、禄寿线，俗称“长命线”。端午节系五彩线的习俗源于汉代之前，有两千多年历史。东汉应劭在《风俗通》记载：农历“五月五日，以五彩丝系臂，名长命缕，一名续命缕，一名辟兵缯，一名五色缕，一名朱索，辟兵及鬼，命人不病瘟。”

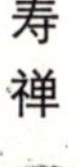

五彩线的颜色必须是青、白、红、黑、黄，这五色分别代表木、金、火、水、土，又象征东、西、南、北、中，蕴含着五方神力。五彩线可以系在手腕、脚腕上，男左女右，须在端午节的前一天系好。系线时，要求孩子们不开口说话，有很多大人是在五月初四的晚上等孩子熟睡后，就悄悄地给孩子系上了。相传，五彩线要在端午节后第一个雨天摘下，压在石头下面，大人们说五彩线会在石头下变成一条“圣虫”爬走，灾病也随着带走了。也有人相传摘下的五彩线须放在雨水里被冲走，如此好运也随之而来。这样的良好愿望似乎可以叫做“心理暗示修养法”。

3. 端午符花——端午节时，临清县人给七岁以下的男孩带“符”（即用麦秸做的土项链），给七岁以下的女孩戴石榴花（屈原投江时正是石榴开花时节，戴石榴花来纪念屈原）。不管男孩和女孩都要穿上母亲做的黄布鞋，鞋帮上用毛笔画上蝎子、蜈蚣等五种毒虫，相传诗人屈原的墨迹能杀死毒虫，使儿童免受毒害。

4. 端午香袋——端午节时，临朐、滕县等地的妇女、小孩习惯戴香布袋，据说可驱瘟避邪。

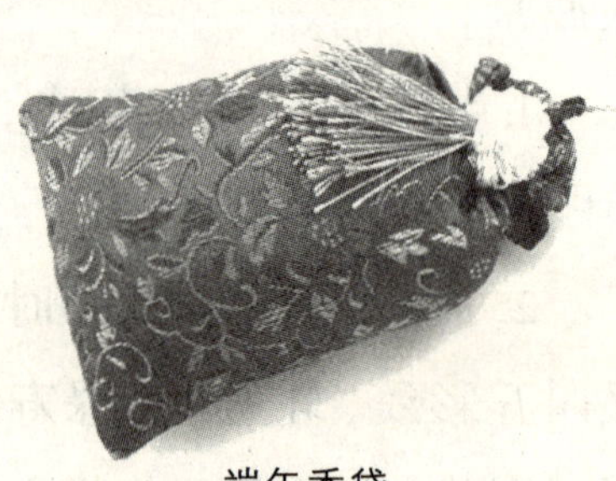

端午香袋

5. 端午艾——端午节时，山东人普遍在门口插艾蒿。胶东部分地区还加插桃枝，临沂地区在大门上插柏枝，用来驱邪。

6. 五毒兜——端午节时，为祈求平安富贵，小孩子要戴“五毒兜”，上绣五毒图（即蛇、蝎、蜈蚣、壁虎、蟾蜍），寓意为以毒攻毒，确保健康。

端午五毒兜

7. 端午兜——端午节时，在小孩子肚脐处戴一个小兜儿，妈妈或奶奶在兜里面放一个温热的鸡蛋，或是用温热的鸡蛋在小肚子上滚几个滚，边滚边说“一年不会肚子痛”之类的话。

8. 端午帚——端午节时，用五彩丝线扎制成很小的笤帚、炊帚送给小女孩，以祈福求平安，希望女孩子将来心灵手巧。

9. 雄黄防病法——端午节时，莱州、招远一带的老人，习惯用雄黄涂抹妇女儿童的耳朵，意在驱邪防病。

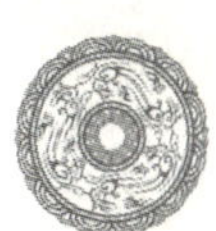

10. 端午粽——粽子是端午节名副其实的标志性特色食品，有几千年的历史。东汉许慎《说文解字》中说：“粽，芦叶裹米也。”西晋周处《风土记》记载：“古人以菰叶裹黍米煮成，尖角，如棕榈叶心之形，故曰粽，曰角黍。”在两晋南北朝时期，华夏南北方的粽子形状已不尽相同，出现在北方地区的角黍，多以黍米（大黄米）包制。而南方人有“筒粽”，用竹筒盛糯米蒸制而成。唐代有一种应和时节之物，就是农历五月的“百索粽”。宋代之后，粽子增加了正三角形、正四角形、尖三角形、方形、长形等形状。还有为学子特制的毛笔形粽子，叫做“笔粽”，取“必中”的谐音，以表达家人对其金榜题名的期盼之情。

11. 端午蛋——端午节一大早，山东人有吃艾叶煮鸡蛋的习俗。家人将新鲜的艾草放在锅里，加水煮鸡蛋。鸡蛋熟后蛋皮变成微绿色，带着淡淡的艾草香。

12. 端午糕——端午节时食用的凉糕，用北方特产的黄米制成，将煮熟的黄米糕在案板上先铺薄薄的一层，加铺一层做成馅儿的枣子、玫瑰、豇豆泥，上面再来一层黄米糕，放凉后，切成菱形的小块，蘸白糖吃，用蜂蜜代替白糖更有补益之功。

13. 端午饼——端午节，山东人有食用五毒饼的习俗，还有玫瑰饼、藤萝饼等。五毒饼是一种类似桃酥的糕点，玫瑰饼和藤萝饼是以新鲜花草为材料制成的。

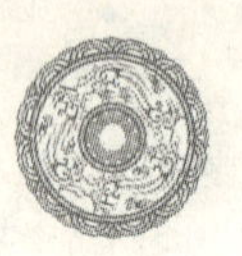

14. 白头草——在端午食品中，还有“白头草”，是把杏肉、梅肉、菖蒲、生姜、李子肉、紫苏切为细丝，用盐或者糖、蜂蜜浸泡之后，晒干食用，用料讲究。

15. 端午药——端午节时，许多地方的人有采药的习俗。俗谣曰：“端午节前都是草，到了端午便成药。”以根茎入药的一些植物，到了端午节前后已成熟，能入药了，正是采药的好时候。南朝梁宗懔《荆楚岁时记》记载：农历“五月五日，竞采杂药，可治百病。”胶东地区的人常在日出前采车前子、紫花地丁、小麦苗、艾蒿等，放在院子里晒干，挂起来备用。

菖蒲酒

端午日，以菖蒲生山涧中一寸九节者，或屑或切以浸酒。北宋章得象诗云：“菖华泛酒尧樽绿。”

菖蒲酒（白癜风方）

【来源】

《外台秘要》

【配方】

陆地菖蒲根（细切，别煮）一石，天门冬（去心）、苦参各一斤，天雄（去皮生用）、茵芋、干漆、干地黄、远志（去心）各三两，麻子仁、大蓼子各一升，露蜂房、独活、石斛各五两，黄芪半斤，柏子仁二升，蛇皮三尺。

【制法】

上十六味制碎，以绢囊盛，先以水二斛五斗煮菖蒲根，取八斗，以酿一斛五斗米许，用七月七日造，冬月酒成，漉糟停药，置器中下消減。

【主治】

疗举体苦白驳，经年不差，此风虚。又令人延年益寿，耳目聪明，气力兼备。

【用法】

服一剂不觉，更作尤妙，当以差为期，更重煮菖蒲，去滓取汁，以渍洗悉益佳，禁食羊肉、鲤鱼肉、芜荑、鸡、犬、生、冷。

菖蒲酒（耳聋方）

【来源】

《圣惠方》卷三十六

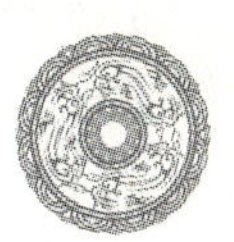

【处方】

菖蒲三分，木通三分（锉），磁石二两（捣碎，水淘去赤汁），防风三分（去芦头），桂心三分。

【制法】

上锉细。

【功能主治】

耳虚聋及鸣。

【用法用量】

以酒一斗，用绵裹，浸七日后，每日空腹暖饮一盏，晚再饮之。

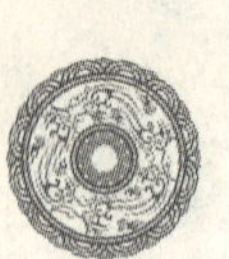

菖蒲酒（产后止血方）

【来源】

《千金方》卷三，名见《圣惠》卷七十九

【处方】

干菖蒲三两。

【功能主治】

产后崩中，下血不止。

【用法用量】

以清酒五升，渍煮，取三升，分二次服。

菖蒲酒（癣方）

【来源】

《外台秘要》卷三十引（深师方），名见《圣济总录》卷一三七。

【处方】

菖蒲五升（细切）。

【功能主治】

癣。

【用法用量】

以水五斗，煮取二斗，以酿二斗米如酒法，熟极饮，令得极醉，即愈。未愈更作，无有不愈。

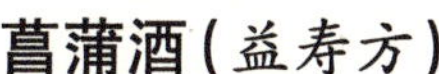

菖蒲酒（益寿方）

【来源】

《圣惠方》卷九十五

【处方】

菖蒲（削治薄切，晒干）一斗。

【制法】

上药以生绢袋盛之，以好酒一硕，入不津瓮中，安药囊在酒中，密封泥中，百日发视之，如绿叶色，复炊一斗秫米纳酒中，复封四十日，便漉去滓。

【功能主治】

通血脉，调营卫，耳目聪明，发白变黑，齿落再生，延年益寿。主大风十二痹，骨立萎黄。

【用法用量】

每温服一盏，日三次。其药滓晒干，捣为细末。每服

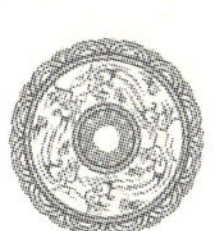

一钱，酒调服尤妙。

菖蒲酒（缓老方）

【来源】

《圣惠》卷九十五，名见《医统》卷八十七

【处方】

菖蒲一斗（细锉，蒸熟），生术一斗（去皮，细锉）。

【制法】

上药，都入绢袋盛，用清酒五斗，入不津瓮中盛，密封。春、冬十四日，秋、夏七日，取开。

【功能主治】

不老强健，面色光泽。通血脉，调荣卫，耳目聪明，行及奔马，延年益寿。主风痹，骨立萎黄。

【用法用量】

每温饮一盏，一日三合。

菖蒲酒（耳鸣方）

【来源】

《圣济总录》卷一一四

【别名】

菖蒲浸酒

【处方】

菖蒲（米泔浸一宿，锉，焙）三分，木通半两，磁石

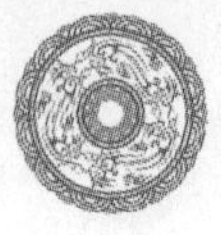

（捣碎，绵裹）半两，桂（去粗皮）半两，防风（去叉）一两，羌活（去芦头）一两。

【制法】

上药制碎，如麻豆大。

【功能主治】

耳聋、耳鸣。

【用法用量】

以酒一斗渍，寒七日，暑三日。每日空腹饮2至3盏，以愈为度。

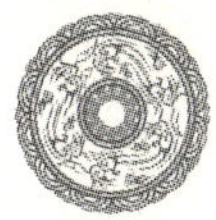

六、养生逐月谈

五月

立夏小满麦熟时

公历五月，正处于孟夏之时。此月有两个节气，一为立夏，二为小满。立夏的特点是“一候蝼蝈鸣，二候蚯蚓出，三候王瓜生。”这是说：到了立夏的第一候，可以听到蝼蛄和蝈蝈的鸣叫声了；过了五天，就是第二候，在大地上可以见到蚯蚓在掘土；再过五天，第三候中，王瓜的蔓藤在迅速地生长了。立夏的“夏”原意是“大”的意思，表示万物特别是植物到了此时都长大了，故名立夏。立夏被人们认为是夏天的开始。农谚说：“立夏东风少病遭，时逢有雨果成多。”

小满的特点是“一候苦菜秀，二候靡草死，三候麦秋至。”这是说：到了小满的第一候，苦菜长得鲜嫩而繁茂，是采食的好节令；过了五日，就是第二候，喜欢阴处生长的枝条细嫩的草类开始在浓烈的阳光下渐渐地枯死；又过了五日，就是第三候，麦子成熟，可以收割了。宋代胡宏有《靡草》诗曰：“雨急妙合互藏精，万物森然各有神。靡草露机坤是复，野龙交战指迷津。”

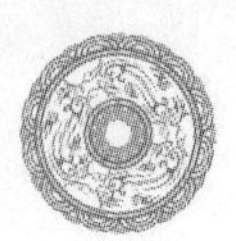

补肾助肝调胃气

公历五月是中国古人所说的孟夏，即农历的四月。孟夏之月，人们应当到了夜晚就开始休息睡眠，因为白天渐渐长了，身体的使用时间也比春、秋、冬三季相应地长了许多，所以要注意通过休息来恢复好体力和精力。

孟夏之月，不要露宿在星光之下，否则背成疾。不要露睡，否则令人皮肤变厚成癣，或患面风症。

孟夏之月，睡眠宜头朝东，以便适应地球磁场和阴阳五行的规律。

孟夏之月，少食鸡肉及菢鸡肉，恐生内疽在胸腋间，男子败阳，女子绝孕，能生虚劳之气。（菢鸡肉，即人们常说的孵小鸡的老鸡肉，也叫抱窝鸡的鸡肉。《孙真人摄养论》说：“勿食鸡雉肉，令人生痈疽，逆元气”。）不要食用蛇肉、鳝鱼肉，否则损神害气。不要食用生蒜，否则会伤人神，损胆气。不要食用各种动物的心脏，饮酒不要大醉，睡觉不要枕冷器铁石等物，否则令人患眼暗症。立夏后至农历九月，食用隔夜的汤水、肉、菜等物，生恶疮。隔夜水洗脸、漱口，损神。不要食用生薤，否则令人多涕唾，发痰水症。

孟夏之月，古人说是“避阴阳纯用事之月，夫妇戒容止”，所以不宜行夫妻之事，为的是保寿和延寿。

孟夏之月，肝脏渐微（孙思邈说：“四月肝脏已病”），心脏渐壮。食物宜增酸减苦，补肾助肝，调胃气。避西方、北方所来之风。

孟夏之月话健康，需要把握一下夏天三个月的走势。《黄帝内经·素问·四气调神大论篇第二》说：“夏三月，此为蕃秀。天地气交，万物华实，夜卧早起，无厌于日，使志勿怒，使华英成秀，使气得泄，若所爱在外，此夏气之应，养长之道也；逆之则伤心，秋为痎疟，奉收者少，冬至重病。”此段话是说：夏季的三个月，谓之“蕃秀”，是指自然界万物处于生长繁茂秀美的时节。此时，天气向下降来，地气上腾，天地之气相交，植物都在开花结果时期，长势十分旺盛。要夜睡早起，不要埋怨白天太长了，要使自己的情志保持在愉快的状态之中，不要发怒，要使自己的精神英华适应夏天的气候也秀美起来，使全身气机通畅自如，精神向外扩展，对外界事物有浓厚的兴趣，这是

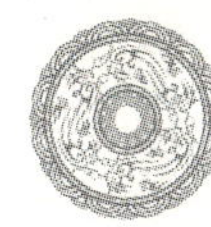

适应夏季的气候，保持生长和养生的方法。反之，则会损伤心脏，致使提供给秋天的收敛之气条件不够，到了秋季会发生痁疾，冬天也会再次发生重病。

明代朱权在《运化玄枢》中说：“夏三月，宜晚眠早起，感天地之清气，令人寿，宜忌暴怒，则气得泄。若多怒，则伤心，秋为痁疾。”我认为这里的“晚眠”不是指晚睡的意思，而是到了夜晚便休息睡眠，以利更好地恢复身体健康之态。

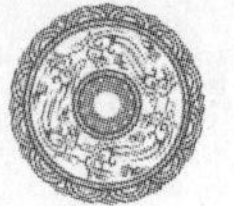

养生花卉禅之蔷薇

◇花语

美与善、坚强、纯洁、热情、真挚、高贵、朴素、丰收。

孟夏的花代表是蔷薇花，是“蔷薇满篱台”之月，也可以叫做“蔷薇月”。

◇类属与特征

蔷薇花，为蔷薇科落叶灌木野蔷薇的花蕾。

蔷薇花，又名野蔷薇、刺莉花、白残花，果实名营实。韩保升说：

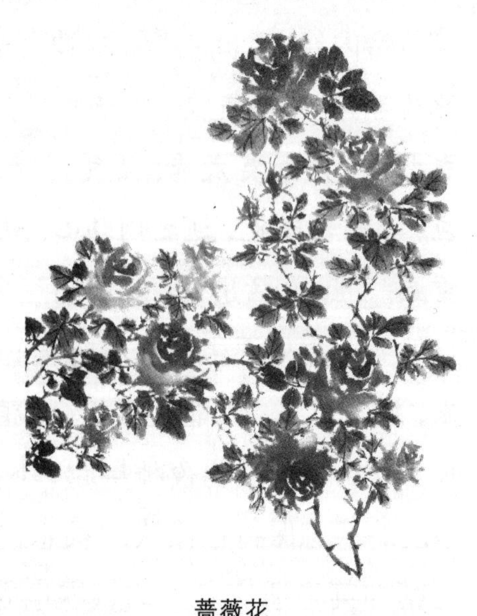

蔷薇花

"所在有之。蔓生，茎间多刺。其花有百叶，八出六出，或赤或白。子若杜棠子。"李时珍说："蔷薇，野生林堑间。春抽嫩蕻，小儿掐去皮刺食之。既长则成丛似蔓，而茎硬多刺。小叶尖薄有细齿。四、五月开花，四出，黄心，有白色、粉红二者。结子成簇，生青熟红。其核有白毛，如金樱子核，八月采之。根采无时。人家栽玩者，茎粗叶大，延长数丈。花亦浓大，有白、黄、红、紫数色。花最大者名佛见笑，小者名木香，皆香艳可人，不入药用。南番有蔷薇露，云是此花之露水，香馥异常。"

◇史载药录

营实，即蔷薇子，始载于《神农本草经》。蔷薇，始载于梁代《名医别录》。蔷薇花，载入明代《遵生八笺》、清代《闲情偶寄》。野蔷薇，载入清代《本草纲目拾遗》。蔷薇花，又名刺花（《本草纲目》）、白残花（《药材资料汇编》）、柴米米花（《江苏植药志》）。多花蔷薇又名墙麻、牛棘、墙薇（《本经》）、蔷蘼、山棘、牛勒（《名医别录》）、山枣（《吴普本草》）、玉鸡苗（《清异录》）、刺红、野蔷薇（《群芳谱》）、倒钩刺、和尚头、七姊妹等。果实，即蔷薇子（陶弘景）、野蔷薇子（《东医宝鉴》），石珊瑚（《纲目拾遗》）。果实在八月至九月采收，以半青半红未成熟为佳，采后阴干，密贮，不得泄气。

李时珍说："此草蔓柔靡，依墙援而生，故名墙蘼。其茎多棘刺勒人，牛喜食之，故有山棘、牛勒诸名。其子成簇而生，如营星然，故谓之营实。"《名医别录》说："营实生零陵川谷及蜀郡。八月、九月采，阴干。”陶弘景说：“营实即蔷薇子也，以白花者为良。茎叶可煮作饮，其根亦可煮酿酒。”《六研斋笔记》通元子服饵法：“春时服蔷薇嫩头，一月即可，每日服信三厘，渐增之一分，即可入水，坐卧不病，如是经年，即可蜡涂身体。挟利刃，潜游江湖，劫睡龙之珠，得珠而行空自如，触石无碍，三界八寰，可纵浪矣，此飞仙之业也，而始于啮蔷薇头。”

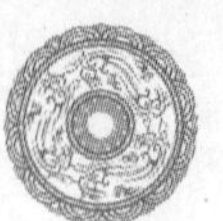

◇蔷薇花药用

（一）性味：营实，味酸，性温，无毒；蔷薇花，味甘、苦、涩、微香，性凉、寒；蔷薇根，苦、涩、寒，无毒，为收敛药。

（二）药用部分：花、叶、实、根可入药。

（三）主治与应用

1.《神农本草经》说：“营实，味酸温。主治痈疽恶疮，结肉跌筋，败疮热气，阴蚀不瘳，利关节。”

2.《药性论》说：“营实，治头疮白秃，主五脏客热。”

3.《本草纲目》说：“营实，治上焦有热，好瞑。”

4.《本草纲目拾遗》说：“营实，治产后软瘫。”

5.《现代实用中药》说：“营实，除风湿。”

6.《本草汇言》说：“营实，凉血解毒。”

7. 消渴——蔷薇花、五味子、甘草各二钱，葛根、太子参、乌梅、天花粉各六钱半，沙参三钱，天冬、麦冬各三钱半。水煎，每天分两至三次服。源自民间验方。

8. 疟疾、妇人郁结吐血——白野蔷薇花一钱至三钱，拌茶煎服。源自伍涵芬《读书志》。

9. 食少，食后腹胀，脘腹胀满，气滞脾胃——蔷薇花、甘草各二钱，丹参、白芍各五钱，神曲、枳壳、柴胡、香附、郁金、乌药各三钱半。水煎，每天分两次服。源自民间验方。

10. 鹅口疮——蔷薇花，每用一钱至二钱，加水小半杯，煮取汁，候凉，涂患处，每天涂三至四次。源自《中药临床手册》。一般用量和用法：野蔷薇花一钱至三钱，水煎服。外用适量。野蔷薇香烈，大耗真气，虚人忌服之。

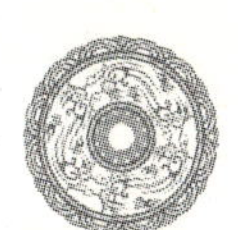

11. 眼热昏暗——营实、枸杞子、地肤子各二两，为末。每服三钱，温酒下。源自《圣惠方》。

12.《名医别录》说："蔷薇根，止泄痢腹痛，五脏客热，除邪逆气，疽癞诸恶疮，金疮伤挞，生肉复肌。"

13.《日华子本草》说："蔷薇根，治热毒风，除邪气，止赤白痢，肠风泻血，通结血，治牙齿痛，小儿疳虫肚痛，痈疽疥癣。"

14. 甄权说："蔷薇根，治头疮白秃。"

15.《本草纲目》说："蔷薇根，除风热湿热，缩小便，止消渴。"李时珍说："营实、蔷薇根，能入阳明经，除风热湿热，生肌杀虫，故痈疽疮癣古方常用，而泄痢、消渴、遗尿、好瞑，亦皆阳明病也。"

16. 消渴尿多——蔷薇根一把，水煎，日服之。源自《千金方》。

17. 小便失禁——蔷薇根煮汁饮，或为末酒服。野生白花者更良。源自《圣惠方》。

18. 少小尿床——蔷薇根五钱，煎酒夜饮。源自《外台秘要》。

19. 小儿疳痢频数——用生蔷薇根洗切，煎浓汁细饮，以愈为度。源自《千金方》。

20. 口舌糜烂——蔷薇根，避风打去土，煮浓汁，温含冷吐。冬用根皮，夏用枝叶。口疮日久，延及胸中生疮，三年以上不瘥者，皆效。源自《千金方》。

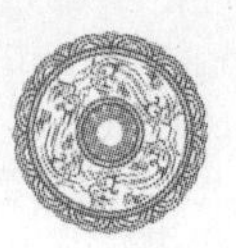

21. 痈肿疖毒，溃烂疼痛——用蔷薇皮更炙熨之。源自《千金方》。

22. 筋骨毒痛，因患杨梅疮服轻粉毒药成者：野蔷薇根白皮（洗）三斤，水酒十斤，煮一炷香。每日任饮，以愈为度。源自《本草纲目》。《邓笔峰杂兴方》用刺蔷薇根三钱，五加皮、木瓜、当归、茯苓各二钱。以酒二盏，煎一盏，日服一次。

23. 金疮肿痛——蔷薇根烧灰。每白汤服方寸匕，一日三服。源自《抱朴子》。

24. 箭刺入肉，脓囊不出：以蔷薇根末掺之，服鼠扑，十日即穿皮出也。源自《外台秘要》。

25. 骨哽不出——蔷薇根末。水服方寸匕，日三。源自《外台秘要》。

26. 下疳疮——蔷薇叶焙研，洗敷之。黄花者更良。源自《摄生方》）。

27. 病后脱发，蔷薇煎煮之——野蔷薇嫩枝二两，猢猕姜一两。水煎后取汁刷头。源自民间验方。

28.《百草镜》说："蔷薇花，山野与家种无异，但形不大，花皆粉红色，单瓣，无千叶者。春月，山人采其花，售与粉店，蒸粉货售，为妇女面药，云其香可辟汗、去黖黑。"

◇蔷薇花饮食

1. 蔷薇花粥——粳米、绿豆各一两，蔷薇花四朵，白糖三钱。先将绿豆用清水浸泡半日；将淘洗好的粳米和浸泡后择洗干净的绿豆下到砂锅内，加水适量煮粥，豆、米熟后加白糖和蔷薇花煮四五分钟即可，空腹食之。适用于渴吐暑闷、关节炎、月经不调等症，可利气醒脾，止痛。源自民间验方。

2. 蔷薇露——蔷薇花一二两，炖温服之。源自《本草纲目拾遗》。异名阿剌吉（《群芳谱》）、蔷薇花露（《新本草备要》）。《本草纲目拾遗》说："温中达表，解散风邪。散胸膈郁气。"《现代实用中药》说："治口疮及消渴。"《群芳谱》说："蔷薇露，出大食、占城、爪哇、回回国。今人多取其花浸水以代露，或采茉莉为之。试法以琉璃瓶盛之，翻摇数四，其泡周上下者为真。"

3. 蔷薇炖猪肉——鲜蔷薇根一两，瘦猪肉适量，炖食之。可治小儿遗尿，老人尿频，妇女月经过多症。源自江西《草药手册》。

4. 蔷薇炖母鸡——蔷薇根皮二两，母鸡一只，炖服之。每周一次，连服三周。可治习惯性鼻衄。源自江西《草药手册》。

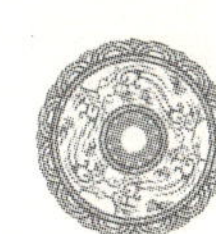

5. 蔷薇根茶——鲜蔷薇根三两。煎水代茶饮。可治夏天热疖。源自江西《草药手册》。

6. 野蔷薇茶——野蔷薇花七钱，冰糖适量。水煎代茶饮。《千金要方》说：“蔷薇花根为口疮神药。”此茶可清热燥湿，活血止血，治口疮。源自民间验方。

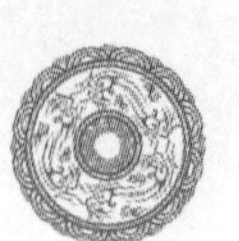

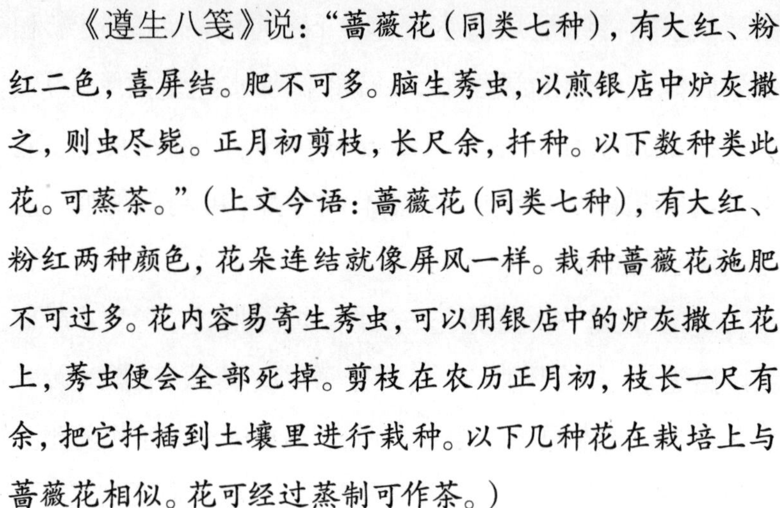

◇蔷薇花观赏

《遵生八笺》说：“蔷薇花（同类七种），有大红、粉红二色，喜屏结。肥不可多。脑生莠虫，以煎银店中炉灰撒之，则虫尽毙。正月初剪枝，长尺余，扦种。以下数种类此花。可蒸茶。”（上文今语：蔷薇花（同类七种），有大红、粉红两种颜色，花朵连结就像屏风一样。栽种蔷薇花施肥不可过多。花内容易寄生莠虫，可以用银店中的炉灰撒在花上，莠虫便会全部死掉。剪枝在农历正月初，枝长一尺有余，把它扦插到土壤里进行栽种。以下几种花在栽培上与蔷薇花相似。花可经过蒸制可作茶。）

六月

芒种夏至阳转阴

公历六月，正处于仲夏之时。此月有两个节气，一为芒种，二为夏至。芒种的特点是“一候螳螂生，二候鵙始鸣，三候反舌无声。”这是说：到了芒种的第一候，螳螂于去年产出的卵由于感受到阴气初生的促使，而破壳生出了小螳螂来；过了五天，就是第二候，喜欢阴气的伯劳鸟出现在枝头，开始鸣叫了；再过五天，是第三候，那些喜欢学习其他鸟叫的反舌鸟，也因感受到了阴气而停止了鸣叫。芒种的意思是这个季节最适合播种有芒的谷类作物，比如晚谷、稷、黍子等，有过时不候之意。农人认为芒种节气是种植农作物时机的分界点，这是由于天气炎热，正值典型的夏季，过了这个节气，农作物的成活率就越来越降低了，正如俗话所说：“**芒种，芒种，要忙着种；过了芒种，不可强种。**”

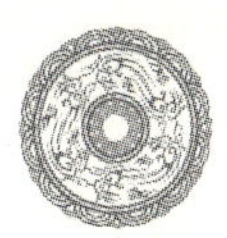

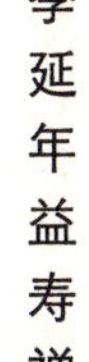

当太阳直射北回归线的时候，正是中国农历所说的夏至之日，简称夏至。夏至这一天，是北半球一年中白天最长的一天，同时也是黑夜最短的一天。夏至的特点是“**一候鹿角解，二候蝉始鸣，三候半夏生。**”这是说：夏至节气的第一候时，因为阴生而鹿角脱落（**这是因为鹿的犄角是朝前生的，属阳。到了夏至之日，阴气开始生长，阳气开始衰微的缘故**）；过了五日，就是第二候，知了，即雄性的夏蝉在夏至后因为感受到阴气始生而鼓起双翼开始鸣叫；再过了五日，就是第三候，喜欢在阴处，即沼泽地或水田中出生的草药半夏开始生长，一些喜阴的生物也在仲夏开始生长了。

补肾益肝兼助肺

公历六月，是中国的仲夏，为农历的五月。到了仲夏之月，万物生长到了又一次成熟的时候，天地之气又一次经历了化生的过程。此月已属炎热的夏季中间阶段，不要在极热的地方长久停留，身体出了大汗不要迎风而站或坐着，不要在星光之下露宿，否则会患恶疾。

仲夏之月，不要食用鸡肉，否则身体会生痈疽漏疮。不要食用蛇肉、鳝鱼肉，否则会使人神气不安，损寿。不要食用韭、薤，否则令人身体疲乏，伤神损气，损伤眼睛。不要食用血物、尚未长核的果实，否则令人发痈疖和寒热之病。不要食用一切生菜，否则易发百病。不要食用獐、鹿、马肉，否则会伤人神气。不要饮用厨房里的存水（古人说“厨中停水”），否则令人患鳖瘕病。此月不要杀活物。

仲夏之月，肝脏气休，心正旺盛，神气不行，火气渐壮，肾水之力衰弱，宜减酸增苦，益肝、补肾、助肺，调理胃气，固密精气，早睡早起，慎发泄，慎避北风。不要在潮湿的地方久久停留，以避邪气，从而保证身体的健康状况。

仲夏之月，忌晒床席帐幕，以免熏染烈日照射下的热毒。

仲夏之月，节嗜欲，薄滋味。

养生花卉禅之石榴花

◇花语

成熟的美丽、多福多寿、生机盎然。

仲夏的花代表是石榴花，是“榴花红似火”之月，也

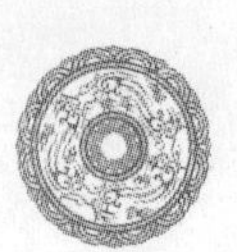

可以叫做“石榴月”。

◇类属与特征

石榴，原名安石榴，石榴科落叶灌木或小乔木。有针状枝，叶对生，倒卵形或长椭圆形，无毛；夏季开花，花常呈橙红色，也有黄色或白色；萼革质，宿存，后成果实的外皮；浆果近球形，秋季成熟；内部由薄膜状心皮壁隔离为数室；外种皮肉质半透明，多汁；内种皮革质；性喜温暖湿润；用扦插、压条、分株、嫁接等方法繁殖。

◇史载药录

石榴，原产于伊朗及其附近地区，中国南北各地均有栽培。安石榴，始载于梁代《名医别录》下品。《广雅》释名“若榴”。《古今注》释名“丹若”。《本草纲目》释名“金罂”。李时珍说：“榴者，瘤也，丹实垂垂如赘瘤也。”《博物志》说：“汉张骞出使西域，得涂林安石国榴种以归，故名安石榴。”《齐民要术》说：“凡植榴者须安僵石枯骨于根下，即花实繁茂。则安石之名义或取此也。若木乃扶桑之名，榴花丹赪似之，故亦有丹若之

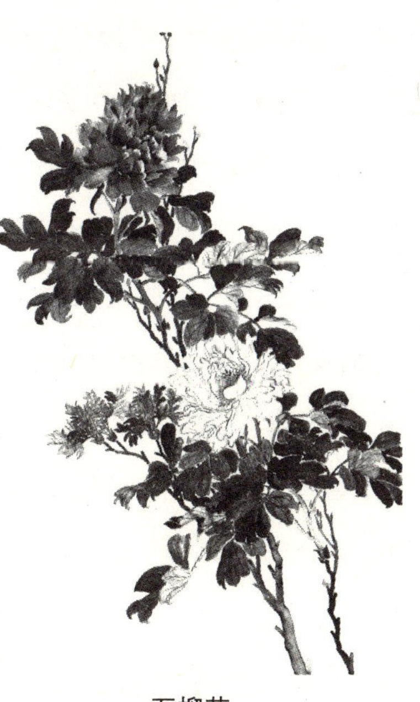

石榴花

称。”傅玄《榴赋》所谓“灼若旭日栖扶桑”者是矣。《笔衡》说：“五代吴越王钱镠改榴为金罂。”《酉阳杂俎》说：“榴甜者名天浆。”道家书谓榴为三尸酒，言三尸虫得此果则醉也。故范成大诗云：“玉池咽清肥，三彭迹如扫。”

陶弘景说：“石榴花赤可爱，故人多植之，尤为外国所重。有甜、酢二种，医家惟用酢者之根、壳。榴子乃服食者所忌。”苏颂说：“安石榴，本生西域，今处处有之。木不甚高硕，枝柯附干，自地便生作丛。种极易息，折其条盘土中便生也。花有黄、赤二色。实有甘、酢二种，甘者可食，酢者入药。又一种山石榴，形颇相类而绝小，不作房生，青、齐间甚多，不入药，但蜜渍以当果甚美。”

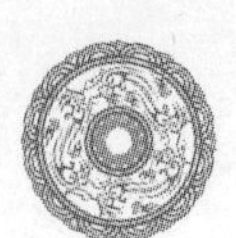

《事类合璧》说：“榴大如杯，赤色有黑斑点，皮中如蜂窠，有黄膜隔之，子形如人齿，淡红色，亦有洁白如雪者。”潘岳赋云：“榴者，天下之奇树，九州之名果。千房同蒂，十子如一。御饥疗渴，解酲止醉。”李时珍说：“榴受少阳之气，而荣于四月，盛于五月，实于盛夏，熟于深秋。丹花赤实，其味甘酸，其气温涩，具木火之象。故多食损肺、齿而生痰涎。酸者则兼收敛之气，故入断下、崩中之药。或云白榴皮治白痢，红榴皮治红痢，亦通。”孟诜说：“甘石榴，多食损齿令黑。凡服食药物人忌食之。”朱震亨说：“榴者，留也。其汁酸性滞，粘膈成痰。石榴花，入脾、肾、心、肺、肝经。甘石榴、酸石榴，入肺、肾、肠经。”雷敩说：“凡使榴皮、叶、根，勿犯铁，并不计干湿，皆以浆水浸一夜，取出用，其水如墨汁也。”

◇石榴花药用

（一）性味：石榴花，性平，味甘、涩；甘石榴，味甘、酸、涩，性温，无毒；酸石榴，味酸、涩，性温，无毒；酸榴皮，味酸、涩，性温，无毒；酸榴东行根，味酸、涩，性温，无毒。

（二）药用部分：花、木皮、根均可入药。

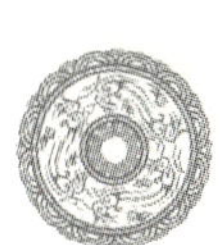

（三）主治与应用

1. 石榴花，乌发、燥湿、消炎、止血、收敛、止泻。

2. 乌发——石榴花，阴干为末，和铁丹（铁丹，飞铁为丹也，亦铁粉之属）服，一年变白发如漆。源自陈藏器方。

3. 心热吐血——石榴花，千叶者，研末吹鼻，止衄血，立效。源自苏颂方。

4. 金疮出血——石榴花，研末，敷之。源自苏颂方。

5. 金疮出血——石榴花半斤，锻石一升，捣和阴干。每用少许敷之，立止。源自崔元亮方。

6. 鼻出衄血——酢石榴花二钱半，黄蜀葵花一钱。为末。每服一钱，水一盏，煎服，效乃止。源自《圣济总录》。

7. 九窍出血——石榴花（揉）塞之取效。叶亦可。源自《本草纲目》。

8. 脾虚溪泄、急性肠炎、痢疾——石榴花四朵，熟山药二两半，鲜蘑菇一两半，鲜笋一两。如炒菜，稍用一些调料，熟之，每天食用两次。源自民间验方。

9.《名医别录》说："甘石榴，主治咽喉燥渴。"

10. 孟诜说："甘石榴，能理乳石毒。"

11. 李时珍说："甘石榴，制三尸虫。 "

12. 孟诜说："酸石榴，治赤白痢腹痛，连子捣汁，顿服一枚。"

13. 李时珍说："酸石榴，止泻痢崩中带下。"

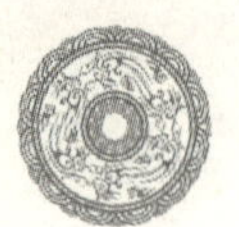

14. 肠滑久痢——用酸石榴一个，煅烟尽，出火毒一夜，研末。仍以酸榴一块，煎汤服，神效无比。也治久泻不止。源自《普济方》。

15. 痢血五色或脓或水，冷热不调——酸石榴五枚（连子）。捣汁二升，每服五合，神妙。源自《圣济总录》。

16. 小便不禁——酸石榴烧存性（无则用枝烧灰代之），每服二钱，用柏白皮（切，焙）四钱，煎汤一盏，入榴灰再煎至八分，空心温服，晚再服。源自《圣惠方》。

17.《名医别录》说："酸榴皮，止下痢漏精。"

18. 甄权说："酸榴皮，治筋骨风，腰脚不遂，行步挛急疼痛，涩肠。"

19. 陈藏器说："酸榴皮，下蛔虫。"

20. 李时珍说："酸榴皮，止泻痢，下血脱肛，崩中带下。"

21. 赤白痢下腹痛，食不消化者——用醋榴皮，炙黄为末，枣肉或粟米饭和丸梧桐子大。每空腹米饮服三十丸，日三服，以知为度。如寒滑，加附子、赤石脂各一倍。源自《食疗本草》。

22. 赤白痢下腹痛，食不消化者——用皮烧存性，为末。每米饮服方寸匕，日三服，效乃止。源自《肘后方》。

23. 下蛔虫——酸榴皮，煎服。源自陈藏器方。

24. 止泪下——取酸榴皮汁点目。源自甄权方。

25. 粪前有血，令人面黄——用酢石榴皮（炙），研末。每服二钱，用茄子枝煎汤服。源自孙真人方。

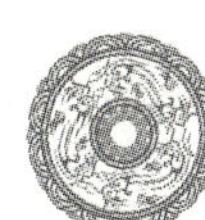

26. 肠滑久痢——用石榴一个劈破，炭火簇烧存性，出火毒，为末。每服一钱，别以酸石榴一瓣，水一盏，煎汤调服。神妙无比方也。源自《经验方》。

27. 久痢久泻——陈石榴皮酢者，焙研细末。每服二钱，米汤饮下。患二三年或二三月，百方不效者，服之便止，不可轻忽之也。源自《普济方》。

28. 疔肿恶毒——以针刺四畔，用榴皮着疮上，以面围四畔，灸之，以痛为度。仍纳榴末敷上急裹，经宿连根自出也。源自《肘后百一方》。

29. 脚肚生疮初起如粟，搔之渐开，黄水浸淫，痒痛溃烂，遂致绕胫而成痼疾——用酸榴皮煎汤，冷定，日日扫之，取愈乃止。源自《医学正宗》。

30.《名医别录》说：“**酸榴东行根，治蛔虫、寸白虫。**”

31. 寸白蛔虫——酢石榴东引根一握。洗锉，用水三升，煎取半碗，五更温服尽，至明取下虫一大团，永绝根本，食粥补之。源自《本草纲目》。

32. 女子经闭不通——用酢榴根（东生者）一握（炙干）。水二大盏，浓煎一盏，空心服之。未通再服。也治赤白下痢。源自《斗门》。

◇石榴饮食

1. 榴皮粥——用榴皮煎水，煮米做粥食之，治寸白蛔虫，也良。源自崔元亮《海上方》。

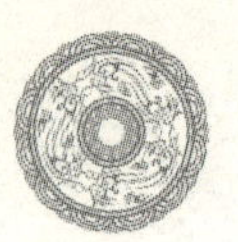

2. 石榴西米粥——将石榴剥皮，去籽，切碎，同淘洗好的西米熬粥，米烂熟即可调入白糖、桂花食用。可清肠胃、助消化。源自民间验方。

3. 石榴汁——将石榴剥皮，切碎，捣成汁饮用。可抗动脉硬化，降低胆固醇，有助于预防心脏病（据以色列理工学院科学家的研究结果表明：当研究对象在两星期内每天饮用二至三盎司的石榴汁，他们体内的胆固醇氧化过程会减慢百分之四十。这表明因有害胆固醇氧化而造成的动脉粥样硬化的损害会随饮用石榴汁而减少。负责此项研究的阿维拉姆教授发现，石榴汁比红酒、番茄和维生素E的抗氧化功能更佳，它能减慢或预防动脉粥样硬化，同时帮助减少有害胆固醇在人体内存留，从而可减低胆固醇氧化后在动脉内所形成的血凝块，从而有效地预防心脏病），多喝石榴汁防胎儿脑受损。一杯新鲜的石榴汁包含：105卡路里、0.5克脂肪、0.1克饱和脂肪和不饱和脂肪酸、0.9克纤维素、2克蛋白质、27克碳水化合物、5毫克钠、0.9毫克锰。研究人员还发现石榴汁可以破坏前列腺癌细胞。源自民间验方。

4. 止渴生石榴——生吃石榴一个（不要多吃），鲜甜润喉，生津止渴。源自民间验方。

5. 石榴浆——石榴籽十斤（取汁），白砂糖十斤（炼净）。石榴籽汁和白砂糖一同熬成煎。本浆有助于改善关节弹力和皮肤弹性，强化动脉，静脉和毛细血管，增进毛细管活力和增强毛细管壁，改善皮肤光滑和弹性，减轻糖尿病视网膜病变并改善视力，减轻静脉曲张。在一般情况下，石榴籽不可多食，难消化。源自《饮膳正要》。

6. 石榴煎——小石榴二斗（蒸熟，去籽，研为泥），白沙蜜十斤（炼净）。一同熬成煎。本煎可清热，止渴，强身。源自《饮膳正要》。

7. 胡羹——羊肋骨六斤，羊肉四斤，水四升，煮熟，肥肋骨抽掉，切肉成块，加葱头一斤，芫荽（即香菜）一斤，安石榴（即石榴）汁数合调味。载入《齐民要术》做胡羹法，为西汉张骞通西域后，渐渐传入中国的中亚饮食之法。此羹可补肾壮阳，止泄痢，强身健体。

8. 石榴叶茶——采初春石榴嫩叶，加工成石榴茶叶。该茶含有十八种人体必须的氨基酸，可去火、降低血脂、血压、血糖，助消化，增加胃动力，长期饮用，对美白皮肤、减肥、增强体质都有很多益处，是夏季防暑茶叶的首选。

◇石榴花观赏

《遵生八笺》说：“石榴花，燕中有千瓣白、千瓣红、千瓣黄。大红者，比他处不同，中心花瓣如起楼台，谓之重台石榴花，头颇大，而色更深红。余曾四种俱带回杭，至今芳郁。有四色单瓣。”（上文今语：石榴花，燕中有千瓣白、千瓣红、千瓣黄。大红石榴花，与其他地方的不同，中心花瓣像楼台，称为“重台石榴花”，花大，红色更深。我曾经把这四种石榴花带回杭州种植，至今依然散发着浓郁的芳香。还有四种颜色的单瓣石榴花。）

唐代李商隐《石榴》诗云：“榴枝婀娜榴实繁，榴膜轻明榴子鲜。可羡瑶池碧桃树，碧桃红颊一千年。”

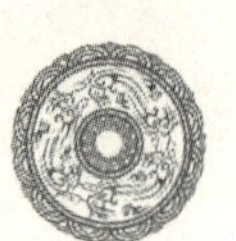

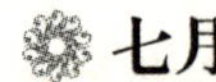

七月

小暑大暑伏天至

公历七月，正处于季夏之时，也就是中国农历的六月。此月有两个节气，一为小暑，二为大暑。小暑的特点是“一候温风至，二候蟋蟀居宇，三候鹰乃学习。”这是说：到了小暑的第一候，几乎见不到凉风了，温热之浪滚滚而来；过了五天，是第二候，蟋蟀为了躲避夏季的炎热，到墙角或荫凉之处寄居去了；再过五天，是第三候，可以看到雄鹰在广阔的天空中练习搏击的本领，实际上也是为了躲避地面的炎热气温，而被迫到凉爽的高空中去活动活动。暑是炎热的意思。在农历六月，也就是古人说的“长夏”阶段，天气已经很热了，但是尚未达到最热的时候，所以叫小暑。

大暑的特点是“**一候萤火虫卵化出，二候土润溽暑，三候大雨时行。**”这是说：到了大暑的第一候，萤火虫经卵化而出生；过了五日，是第二候，天气变得闷热了，土地也潮湿起来；再过了五日，是第三候，大雨时常来临。此时天气炎热的程度比小暑更加强烈，中国许多地区经常会出现35℃～40℃的高热天气，所以这个节气叫作大暑了。此时是进入伏天的时段。

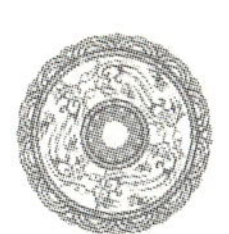

助肾防风固筋骨

公历七月是季夏之月，也就是中国农历的六月，又叫长夏。宋代姚称在《摄生月令》中说：“**是月也，法土重浊，主养四时，万物生荣。**”

季夏之月，增咸减甘苦，以资肾脏。不要食用羊血，否则损人神魂，少志健忘。不要食用生葵，否则成水癖症（**癖，中医指饮水不消的病。《诸病源候论·水病诸候》说：“水癖由于浆不消，水气结聚而成癖，在于两胁之侧，转动便痛，不耐风寒，不欲食而短气是也。”又称支饮。《儒门事亲·内积形》说：“积水转甚，流于两胁，世谓水癖，或谓支饮”**）。不要食用沼泽积水，否则会生鳖瘕病（**即腹中结成像鳖状的块症**）。不要食用韭菜，否则令人目昏。不要食用血脾，因为此月土旺在脾之故。不要食用茱萸，伤神气，令人气壅。不要食用野鸭、雁等肉，否则伤人神气。不要食用羊肉和羊血，否则损人神魂，少志健忘。不要食用生葵菜，否则令人饮食不消化，并使旧病复发。

季夏之月，肾脏气微，脾脏正旺，宜减肥浓之物，宜助肾气，益固筋骨。要预防贼风之气。沐浴后不要迎风站着或坐着，不要露着身体睡觉或躺卧，不要用冷水浸洗手脚，慎防东来邪风，否则令人手足瘫痪、体重、气短、四肢无力。

养生花卉禅之莲花

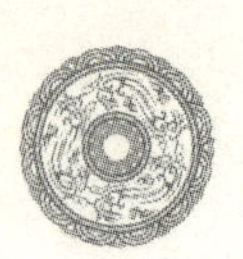

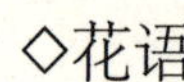

◇花语

感恩的心、忠贞、爱情、偷偷地爱慕、恋情的喜悦、期待。

季夏的花代表是莲花（荷花），是“荷花洒池塘”之月，也可以叫做“莲花月”。民间相传，农历六月二十四日为“莲花节”。

◇类属与特征

莲花，属睡莲科多年生长水生草本植物莲的花朵。地下茎长而肥厚，有长节，叶盾圆形；六月至九月为花期；其花单生于花茎顶端，花呈多瓣状，嵌生在花托穴内，有红、粉红、白、紫等颜色，有的有彩纹或镶边。原产亚洲热带和温带地区，中国在周朝便有栽培的记载。其性喜温暖而多湿。莲花全身是宝，其藕、莲子可食用；根、茎、叶、花、藕节、子和种子的胚芽等都是中医所选用的中药珍品。种子卵形，坚果呈椭圆形。莲花种类很多，分观赏和食用两大类。莲花，每日晨开暮闭，果熟期九月至十月。

◇史载药录

莲花，又叫荷花、水华，《古今注》释名芙蓉、芙蕖、玉环等。其主治论始载于《日华子本草》。莲藕，始载于《神农本草经》。莲，是中国古老而著名的食用植物。从秦汉时代开始，莲花药用在中国有2000多年的历史。莲花，属睡莲科多年生水生草本花卉。《中药临床手册·收敛药》释名荷花。莲，是园林中非常重要的水面绿化植物。韩保升说："藕生水中，其叶名荷。"《尔雅》云："荷，芙蕖。其茎茄，其叶蕸，其本蔤，其华菡萏，其实莲，其根藕，其中菂，菂中薏。"邢昺注说："芙蕖，总名也，别名芙蓉，江东人呼为荷。菡萏，莲花也。菂，莲实也。薏，菂中青心也。"郭璞注说："蔤乃茎下白蒻在泥中者。莲乃房也。菂，乃子也；薏，乃中心苦薏也。江东人呼荷花为芙蓉，北人以藕为荷，亦以莲为荷，蜀人以藕为茄，此皆习俗传误也。"陆机《诗疏》说："其茎为荷。其花未发为菡萏，已发为芙蕖。其实莲，莲之皮青里白。其子菂，菂之壳青肉白。菂内青二三分，为苦薏也。"

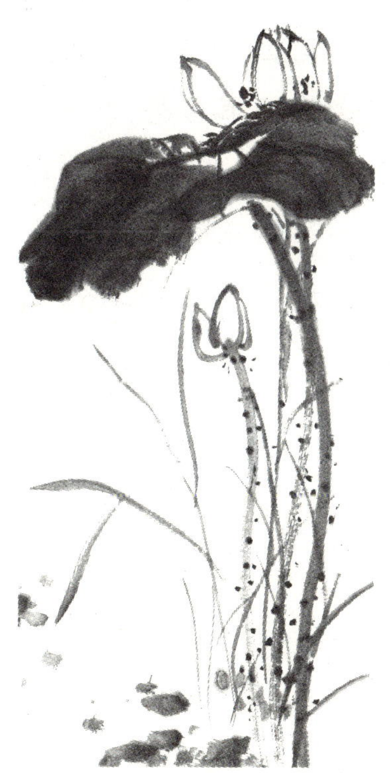

莲花

《名医别录》说："藕实茎生汝南池泽。八月采。"当

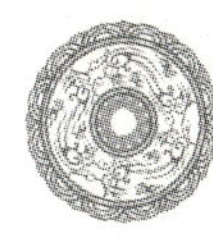

之说："所在池泽皆有，豫章、汝南者良。苗高五、六尺，叶团青大如扇，其花赤，子黑如羊矢。"李时珍说："莲藕，荆、扬、豫、益诸处湖泽陂池皆有之。以莲子种者生迟，藕芽种者最易发。其芽穿泥成白蒻，即蔤也。长者至丈余，五、六月嫩时，没水取之，可作蔬茹，俗呼藕丝菜。节生二茎：一为藕荷，其叶贴水，其下旁行生藕也；一为芰荷，其叶出水，其旁茎生花也。其叶清明后生。六、七月开花，花有红、白、粉红三色。花心有黄须，蕊长寸余，须内即莲也。花褪莲房成药，药在房如蜂子在窠之状。六、七月采嫩者，生食脆美。至秋房枯子黑，其坚如石，谓之石莲子。八、九月收之，研去黑壳，货之四方，谓之莲肉。冬月至春掘藕食之，藕白有孔有丝，大者如肱臂，长六、七尺，凡五、六节。大抵野生及红花者，莲多藕劣；种植及白花者，莲少藕佳也。其花白者香，红者艳，千叶者不结实。别有合欢（并头者），有夜舒花（夜布昼卷）、睡莲（花夜入水）、金莲（花黄）、碧莲（花碧）、绣莲（花如绣），皆是异种，故不述。"莲花，忌地黄、葱、蒜。入脾、肾、肺、肝经。

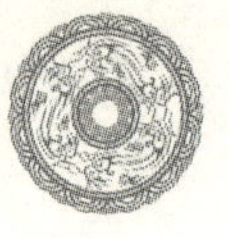

◇莲花药用

（一）性味：莲花，温，苦、甘，无毒。

（二）药用部分：花、实、藕、叶等均可入药。

（三）主治与应用

1.《日华子本草》说："莲花，镇心益色，驻颜身轻。"

2. 陶弘景说："莲花入神仙（指中国道家）家用，入香尤妙。"

3. 服食驻颜——七月七日采莲花七分，八月八日采根八分，九月九日采实九分，阴干捣筛。每服方寸匕，温酒调服。源自《太清花卉方》。

4. 天泡湿疮——荷花贴之。源自《简便方》。《中药临床手册·收敛药》说："荷花，性味苦、甘，温。可捣烂外敷，治天泡湿疮。"

5. 难产催生——莲花一瓣，书人字，吞之，即易产。源自《肘后方》。

6. 坠损呕血——坠跌积血心胃，呕血不止。用干荷花为末，每酒服方寸匕，其效如神。源自杨拱《医方摘要》。

◇莲花观赏

《遵生八笺》说："莲花（六种），红白之外，有四面莲，千瓣四花。两花者，名并蒂，总在一蕊发出。有台莲，开花谢后，莲房中复吐花英，亦奇种也。有黄莲。又云以莲子磨去顶上些少，浸靛缸中，明年清明取起种之，花开青色。有此法而未试。"（上文今语：莲花，有六种，除了红莲和白莲之外，还有四面莲，花瓣很多，一蒂可开四朵花。两朵花的叫并蒂莲，总是从一蕊里开出来。有台莲，花谢后，从莲房中再吐出来花英，也是珍奇莲种。还有黄莲。还有一种说法：把莲子顶磨掉一些，浸在盛有蓝色水的缸里，来年清明取出种植，能开出青色的莲花。我没有试过这种方法。）

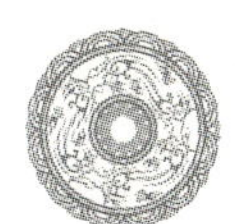

唐代皇甫松《采莲子》诗云：“船动湖光滟滟秋，贪看少年信船游。无端隔水抛莲子，遥被人知半日羞。”又《采莲子》云：“菡萏香连十顷陂，小姑贪戏采莲迟。晚来弄水船头湿，更脱红裙裹鸭儿。”

宋代杨万里《晓出净慈寺送林子方》诗云：“毕竟西湖六月中，风光不与四时同。接天莲叶无穷碧，映日荷花别样红。”

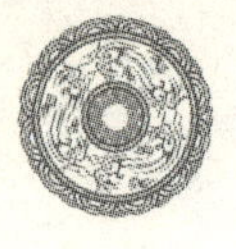

秋季延年益寿禅

在五方中，西方与秋相呼应。或者说：西方属秋。秋，其实是“愁”的意思。此时发愁，是到此时令之后所激发出的情志反应啊！《太元经》说：到了秋天，万物大都成长到极致而成全了自身的圆满形象，结出了美满的果实，有了可以延续自己的种子。《管子》说：到了秋天，阴气开始生还轮回，所以万物应时令而收敛。

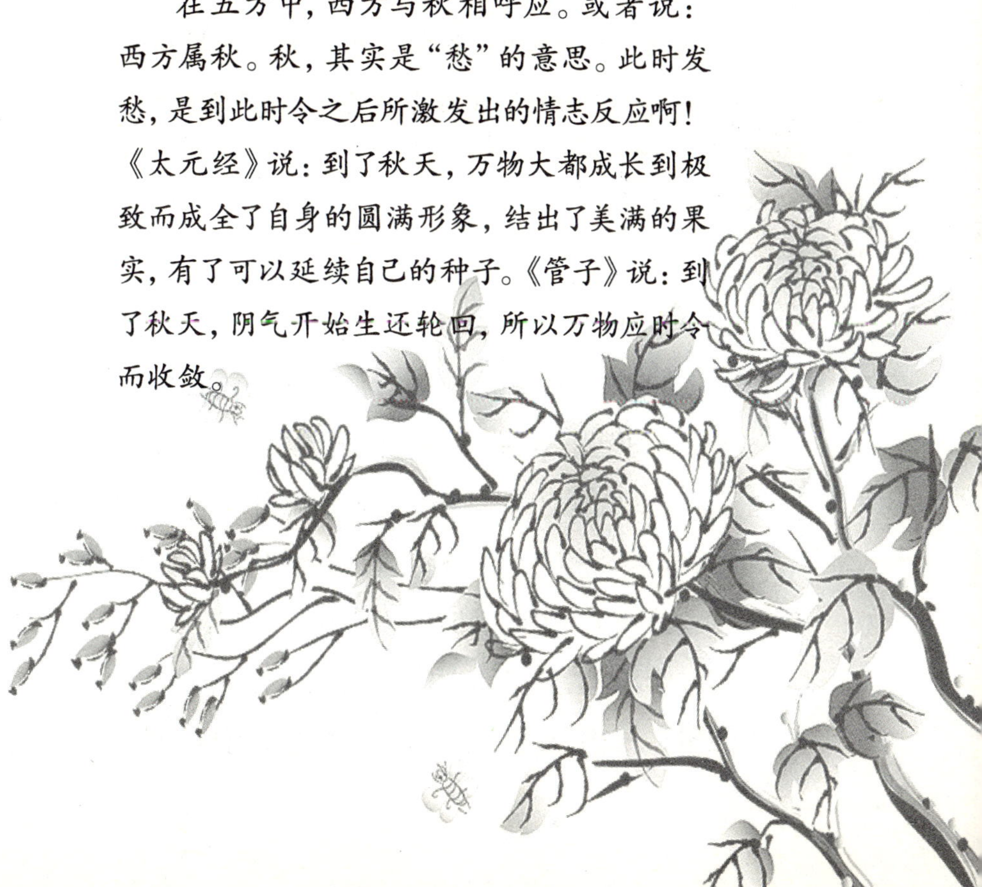

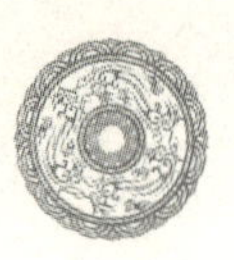

一、万物皆应秋敛

在秋季，万物都与秋天的收敛之气相呼应，或早或迟，有所顾及。收敛是秋季的基本规律，秋季养生之道亦在收敛。收敛重在恪守，而不在张扬。

《黄帝内经·素问·金匮真言论篇》说：“西方白色，入通于肺，开窍于鼻，藏精于肺，故病在背。其味辛，其类金，其畜马，其谷稻，其应四时，上为太白星。是以知病之在皮毛也。其音商，其数九，其臭腥。”此段话是说：西方白色，与人体的肺脏相应，并与肺部相通，而肺的外窍是鼻，与外界相连，白色和西方的精华藏在肺中，所以其病常常表现在背部。肺在五味中与辛辣之味相应，在五行中与金相应，在五畜中与马相应，在五谷中与稻相应，在四时与秋相应，在天与太白星相应，所以肺部有病常常表现在皮毛上。肺在五音中与商相应，在数中与九相应，在五臭中与腥相应。

《遵生八笺·秋三月调摄总类》总结了前人对秋季养生经验的论述——《礼记》：“西方曰秋，秋者，愁也。愁之以时，察守义也。”《太元经》曰：“秋者，物皆成象而聚也。”《管子》曰：“秋者，阴气始下，故万物收。”《淮南子》曰：“秋为矩，矩者，所以方万物也。”《汉律志》曰：“少阴者，西方也。西者，迁也，阴气迁落，万物敛（原文中‘敛’的前面有二字，一字为：四字综合的一个字，即左上角‘米’，右上角‘隹’，左下角‘韦’，右下角‘火’，注为‘子由切’，二字为‘[illegible]’），乃成熟也。当审时节宣，调摄以卫其生。立秋，金相；秋分，金旺；立冬，金休；冬至，金废；立春，金囚；春分，金死；立夏，金殁；夏至，金胎，言金孕于火土之中也。”

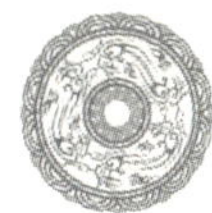

这段论述用白话文可解释为——《礼记》说：在五方中，西方与秋相呼应，或者说西方属秋。秋，其实是“愁”的意思。此时发愁，是到此时令之后所激发出的情志反应啊！《太元经》说：到了秋天，万物大都成长到极致而成全了自身的圆满形象，结出了美满的果实，有了可以延续自己的种子。《管子》说：到了秋天，阴气开始生还轮回，所以万物应时令而收敛。《淮南子》说：秋，是来约束的，服“矩杀”之务，所以万物从圆满走向凋零。《汉律志》说：少阴，就是西方。西，即迁移，阴气生还，万物被渐渐束敛而收，走向成熟。所以到了秋季，要根据秋气所传达的消息，加以调养和保护自己的身心，使之能够生存下去。立秋，显五行之金相；秋分，金正旺盛；立冬，金的作用就休息了；冬至，金的作用就没有了；立春，金的作用被围困住了；春分，金相消失了；立夏，金的作用隐而不见；夏至，金开始孕育，它从火土中孕出了。

《汉书·律历志》说：“**少阴者，西方。西，迁也，阴气迁落物，于时为秋。秋也，物敛，乃成熟。金从革，改更也。义者成，成者方，故为矩也。**”可见，古人都认为：少阴，是西方的代表。迁移是“西”的意思。到了秋季，阴气降还，所以有物的凋落。秋时当道，万物收敛而纷纷完成自己的成熟过程。秋在五行属金，金有“革命”和“更改”的意思。顺其秋意，则有成，成则可全其方圆，这就是秋所制定和执行的法则和规矩呀！

收获是秋季的主要功能，许多植物的果实在秋季成熟。随着气温的逐步下降，多年生落叶植物的叶子渐渐变色，枯萎，飘落，仅仅留下枝干度过严冬。而一年生的草本植物经过秋季便步入它们生命的终结，其地面部分枯萎死去。许多昆虫到了秋季也渐渐老去，动物们开始忙于过冬的准备。雄鹰和猛兽们在捕杀中更加猖狂，它们正是为了将至的冬季做着准备。在秋季，万物都与秋天的收敛之气相呼应，或早或迟，有所顾及。收敛是秋季的基本规律，秋季养生之道亦在收敛。收敛重在恪守，而不在张扬。

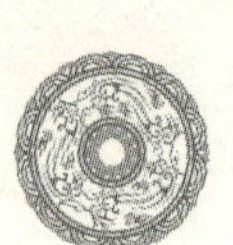

秋之节气

孟秋

立秋，太阳到达黄经135°；第一候，凉风至；第二候，白露降；第三候，寒蝉鸣。时值公历8月7号至9号之间。

处暑，太阳到达黄经150°；第一候，鹰乃祭鸟；第二候，天地始肃；第三候，禾乃登。时值公历8月22号至24号之间。

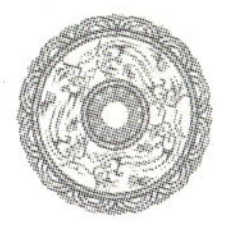

仲秋

白露，太阳到达黄经165°；第一候，鸿雁来；第二候，玄鸟归；第三候，群鸟养羞。时值公历9月7号至9号之间。

秋分，太阳到达黄经180°；第一候，雷始收声；第二候，蛰虫培户；第三候，水始涸。时值公历9月22号至24号之间。

季秋

寒露，太阳到达黄经195°；第一候，鸿雁来宾；第二候，雀入大水为蛤；第三候，菊有黄花。时值公历10月8号至9号之间。

霜降，太阳到达黄经210°；第一候，豺乃祭兽；第二候，草木黄落；第三候，蛰虫咸俯。时值公历10月23号至24号之间。

二、渐养身心借秋时

秋季要注意收敛神气，使秋气平于自己，情志不外露，使肺气清爽起来。为的是顺应秋气的变化，此乃秋季的养收之道。逆之则伤肺，到了冬天，会患渗泄之病，肺“藏”的功能就少了。

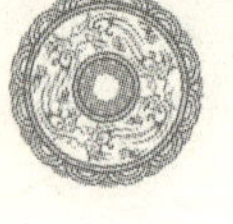

邱处机说：秋季三个月，主肃杀（即草木枯黄，一片严酷萧瑟的现象）。秋时肺气正值旺盛期，在五味属辛，在五行属金。金能克木，木属肝，肝在五味主酸。当秋之时，饮食之味，宜减辛增酸，以养肝气。邪气入肺不出，则使肺气过盛，当用“咽”法从喉咙泄去盛邪。

立秋以后，宜以平和的方法渐养身心。春秋之际常常是旧病复发的时候，必须根据自己的具体情况安养。秋季不宜用“吐”法和“发汗”的方法，否则会令人消烁（也称消铄，即减损和消耗），以致脏腑不安，惟宜针灸之法。

秋季，有了下痢之病，进汤药或散药以助阳气。

秋时，倘若得了积劳、五痔、消渴等病，不宜吃干饭和炙煿（即煎炒或烤干）的食物，也不能吃自死牛肉、生鲙（即鳓鱼，也叫快鱼，就是生鱼片）、鸡肉、猪肉、浊酒、陈臭、咸醋、粘滑等难消之物，以及生菜瓜果鲊酱之类。如果是风气冷病痃癖之人，更不宜食用这些食品。

秋季谓之"容平"（即从容平和的季节），天气却是很急性子的，风大，地气明，宜早睡早起，听到鸡叫了就要起床，要使情志安宁平和下来，以缓和秋天严酷萧瑟之气的影响。要注意收敛神气，使秋气平于自己，情志不外露，使肺气清爽起来。此法为的是顺应秋气的变化，被称为秋季的养收之道。逆之则伤肺，到了冬天，会患渗泄之病，肺"藏"的功能就少了。

秋气燥，宜食芝麻以润其燥。禁食寒饮食物，也不要穿寒凉潮湿的内衣。

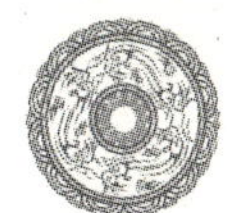

《千金方》说："三秋，服黄芪等丸药一二剂，则百病不生。"

三、顺秋养收正肺气

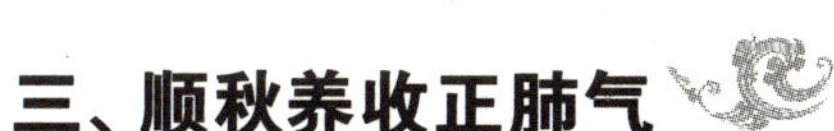

肺中有风邪侵入，鼻即塞；面容颜色枯干，肺部干燥所致；鼻痒，肺脏有虫；人多恐惧，七魄离肺所致；身体黧黑，肺气微弱所致；多怒气，肺盛（即外邪在肺中拥塞）所致；怕冷不耐寒，肺劳（即肺脏劳累症）所致。

肺，在东西南北中五方中属西方；在五行中属金。古人认为：金为白帝（**即古神话中五天帝之一，主西方之神**），所以肺脏由西方白帝掌管，肺的神形如白虎，肺的形状如悬挂着的磬，肺的颜色如缟映红（**即像染在白绢上的鲜红色**）。肺脏的位置在五脏之上，大小上可以把整个胸部覆盖住，所以被称为“华盖”。肺，是“勃”义，为盛气之库，入气于内，勃郁其气。肺脏重三斤三两，为六叶两耳，总计八叶。肺为脾子，为肾母。里面有七魄，如婴儿，七魄名尸狗、伏失、雀阴、吞贼、非毒、除秽、辟臭。夜间睡觉前和起床后，叩齿三十六次，呼唤肺神及七魄名，可安五脏。

鼻为肺之宫，左鼻孔为庚（**庚，即天干的第七位，与地支相配，用以纪年、月、日。《说文解字》说：“庚，位西方。”《易·巽》说：“先庚三日，后庚三日。”《史记》说：“秋，日庚、辛。”《淮南子·天文训》说：“庚辛申酉，金也。”**），右鼻孔为辛（**辛，天干的第八位，用于作顺序第八的代称**）。在五气中为咳，在五液中为涕，在五形中为皮毛。上通气至脑户，下通气至脾中。人体中的各种气均属肺掌管，故肺为呼吸之根源，为传送气之宫殿和枢纽。

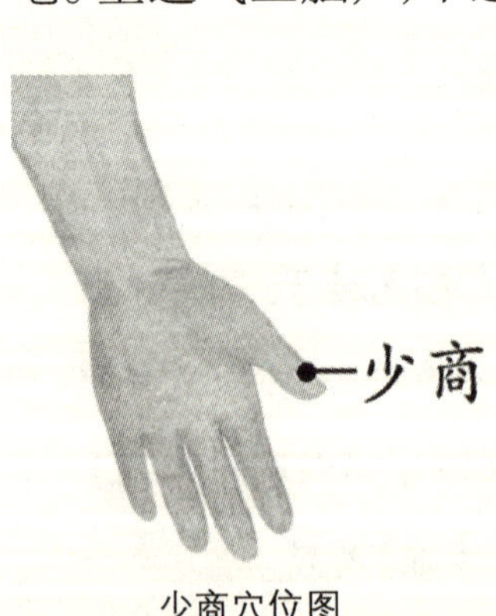

少商穴位图

肺之脉出于少商（**经穴名，别名鬼信。属手太阴肺经。《外台秘要》说：少商“在手大拇指甲外畔，当角一韭叶白肉际宛宛中。”即位于拇指末节桡侧，距**

指甲根角0.1寸，赤白肉际处。针灸或按摩此穴，具有清肺止痛、解表退热、醒神、利咽之功效，专治感冒、发烧、肺热、扁桃腺发炎、昏迷、休克、鼻出血，用指压少商穴可以治疗打嗝），又为魄之门。

久卧伤气（人躺得过久会伤到肺气），肾邪入肺，则多涕。肺生于右，易喘咳。大肠为肺之府，大肠与肺相合，为传泻行导之府。

鼻为肺之宫，肺气通则鼻知香臭。

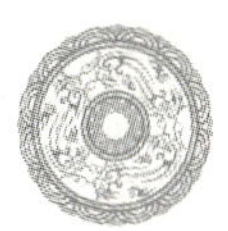

肺合于皮，其荣于毛（即肺和皮毛相呼应，肺脏功能正常，可养荣皮毛）。皮枯而毛落的人，是肺气衰弱的缘故。

肺纳金，金受气于寅时（即凌晨三点到五点），生于巳时（即上午九点至十一点），旺盛于酉时（即下午五点到夜间七点），患病于亥时（即夜间九点到十一点），死亡于午时（即上午十一点到下午一点），墓葬于丑时（即夜里一点到三点）。肺在四时与秋日相呼应，在天干与庚、辛相呼应，在地支与申、酉相呼应（申，地支的第九位，属猴。用于记时：申时即下午三点至五点。酉，地支的第十位，属鸡。用于计时：酉时即下午五点至七点）。在五声为商，在五色为白，其五味为辛，其五臭为腥。

心邪入肺，则恶腥。肺在五性中是义（五性：仁、义、礼、智、信），在五志中是忧（怒、喜、思、忧、恐为五志。怒伤肝、喜伤心、忧伤肺、思伤脾、恐伤肾）。肺脏在外应五岳中的华山（五岳：中国五大名山的总称。即东岳泰山，在山东；南岳衡山，在湖南；西岳华山，在陕西；北岳恒山，在山西；中岳嵩山，在河南）。在天上通太白金星之精华。于秋之壬日，存太白之气入于肺，以助肺神（《天官占》说：“太白者，西方金之精，白帝之子，上公，大将军之象也。”古时，以金星辰见于东方谓“启明”，夕位于西方曰“太白”。也说：“东方有启明，西有长庚”）。

肺中有风邪侵入，鼻即塞；面容颜色枯干，肺部干燥所致；鼻痒，肺脏有虫；人多恐惧，七魄离肺所致；身体黧黑，肺气微弱所致；多怒气，肺盛（即外邪在肺中拥塞）所致；怕冷不耐寒的人，肺劳（即肺脏劳累症）所致，肺劳累了则多睡；好食辛辣的人，肺气不足所致；肠鸣，肺气壅；邪入肺，则爱笑。人面容颜色莹白光洁如玉，则肺无病。肺有疾，用吐纳“呬”法祛病。无故而“呬”，不祥。

秋三月，金气旺盛，主杀，一片严酷萧瑟的景象，万物枯萎伤损。想安定魂魄，使身体保持健康，当含仁育物（即应当有仁爱之心，养育万物），施恩敛容（即施舍恩惠，收敛情志），阴阳分形（即男女分居而住），万物收杀（即万物收敛凋零），雀卧鸡起（即在鸟雀歇息时睡觉，在公鸡叫早时起床），以顺秋气，增长肺的刚强之气，则邪气不能侵。逆之则五脏不和，各种疾病就发生了。

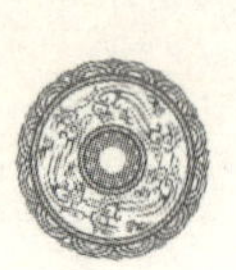

◎ 肺脏修养法

当以秋三月朔望旭旦（朔望：朔日与望日。即夏历每月初一和十五。旭旦：初升的太阳。亦指日出时。这里所说的朔望旭旦，指的是秋天里的三个月的每月初一和十五日出的早晨），向西平坐，鸣天鼓七下（鸣天鼓，两手掩耳两食指压中指，然后食指用力滑下，略有敲击弹性。可闻若鸣天鼓声，击三十六下，有通血脉、激发内气作用。《圣济圣录》讲：“击天鼓，天鼓者，耳中声也。”《十二度按摩图》讲：“鸣天鼓治头晕目眩”，可“醒神益脑”、“清心明目”），饮玉泉三次（饮玉泉，即以舌抵上腭，待其津生满口，嗽而咽下三次）然后闭目、正心、静气，思吸兑宫白气入口，吞咽七次，闭气七十息。此为调补神气，安息灵魄之要诀，当勤行之（兑宫，来自周易，代表方位为正西方）。

上段可归纳为：可以在秋天三个月中每月初一和十五清晨日出时，向西平坐，鸣天鼓七下，咽津三次，然后闭上眼睛，正心静气，思想着西方新鲜空气入口七次，闭气七十息。勤做此功，可调补神气，安养魂魄。

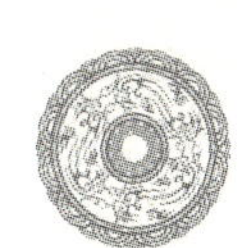

◎ 治肺“呬”字诀

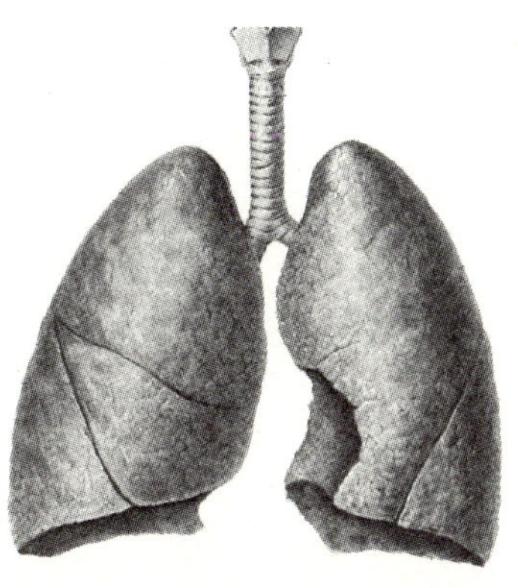

肺脏图

治肺以呼吸吐纳法，用“呬”法，以鼻微长地吸入新鲜空气，以嘴发“呬”

字音呼出，不要让耳朵听见。此种方法要先做好心理准备，调气令和，然后做“呬”法。肺病较重的人，大“呬”三十遍，细“呬”三十遍。可去肺部劳热，气壅咳嗽，皮肤燥痒，疥癣恶疮，四肢劳烦，鼻塞，胸背疼痛。依法“呬”之，病去即止，过度则损。“呬”时要双手擎天（即托举着天）而为之，以疏导肺经。

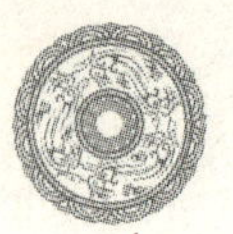

◎ 肺脏引导法

正坐，两手按地，缩身曲脊，使身躯向上挺举3次，可去肺脏风邪积劳。或可两手握拳，反捶背上，左右交替各15次，可去胸臆间风毒。上两法导引时以闭气为佳。导引结束时闭目养神片刻，然后咽液、叩齿3次而止。

四、秋季养生逸事

秋三月睡眠论

最佳睡眠段：20：00－6：00

秋季为收，人体也因此会做相应的调整，秋季是成熟的季节，人体亦如是。如果春季养生，夏季养长都做得比较好，那么到了秋季，人体的状态也会达到一个一年四季中最平衡的状态。此时的睡眠时间相对来说要从夏季的亢奋转变为秋季的内敛，较之春季以“生”为主的睡眠到了秋季则以“收”为主了。因此此时如果有条件最好晚8点即入睡，或者每天保持9到10小时的睡眠时间。但第二天的早起也需注意，秋季虽开始收敛，但还无需藏。因此在早睡的时候，一定要注意早起。秋天的早晨，早起以使人“神清气爽”。另外，秋季需要保养的是肺，使肺气常清（清爽），同时注意消化方面的疾病，泄病多在此季发生。

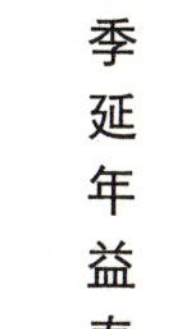

《修身养气谣》

肺主一身之气，为人体正气的总枢纽。秋季三个月应注意修养身心诸气，谣曰：

以先天之气优化勃勃生气；

以勤奋之气去除懒散娇气；

以自立之气优化刻苦学气；

以生动之气养成活泼朝气；

以仁义之气优化满身正气；

以平和之气养成团结和气；

以达观之气优化远大志气；

以法治之气压倒歪风邪气；

以博学之气优化睿智才气；

以谦廉之气养成良好风气；

以温信之气消除自负傲气；

以利他之气克服烦恼怨气；

以团结之气优化充足士气；

以友爱之气养成清新空气；

以刚强之气优化铮铮骨气；

以德治之气养成仁爱义气；

以修养之气优化一身清气；

以自律之气消除贪婪浊气；

以宽容之气优化豁达忍气；

以大度之气清除怒颜赌气；

以礼尚之气优化对人客气；

以文明之气消除无端粗气；

以谦虚之气优化平心静气；

以忘我之气消除方刚斗气；

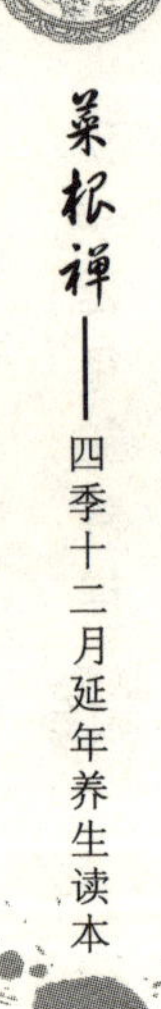

以果敢之气优化坚强勇气；
以不败之气消除无望泄气；
以奉献之气优化能及大气；
以自强之气消除人际小气；
以高远之气优化凛然浩气；
以高尚之气消除自卑丧气；
以鸿鹄之气优化自强豪气；
以求索之气消除懒情惰气；
以奋斗之气优化生活喜气；
以检点之气克服不良习气；
以修身之气优化人生名气；
以文化之气减少无知俗气；
以关照之气优化工夫力气；
以谦让之气平淡庸俗火气；
以和睦之气优化每天运气；
以温和之气消除败坏脾气；
以勇往之气优化克难锐气；
以公仆之气去除傲慢官气；
以通达之气优化身心底气；
以昂扬之气消除萎靡暮气；
以善美之气优化道德人气；
以朴实之气消除浪荡流气；
以光明之气优化君子贤气；
以前进之气消除无端治气；

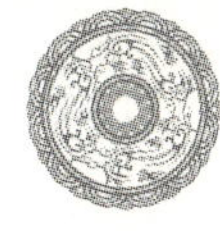

以踏实之气优化言行心气；
以条达之气静养四时肝气；
以自如之气优化后天脾气；
以顺利之气调养清新肺气；
以温暖之气优化本元肾气；
以快乐之气疏理生存胃气；
以关怀之气优化生活胆气；
以和平之气对待一切闲气。

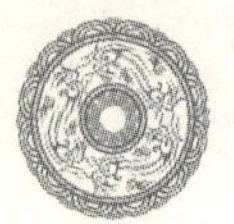

风起鳜肥

《海录碎事》记载："秋风起而鳜鱼肥，秋当饱鳜"。即在秋天可以饱餐鳜鱼。此鱼别名鳜豚、水豚、石桂鱼、蘮鱼、锦鳞鱼、桂鱼、鯚鱼、鳌花鱼、花鲫鱼、母猪壳，是中国产的一种美味食用鱼。属鮨科，体侧扁，青黄色或橄褐色，具许多不规则的暗棕色或黑色斑点，背隆起，口大，下颌突出，背鳍一个，鳞细小、圆形，性凶猛，捕食水

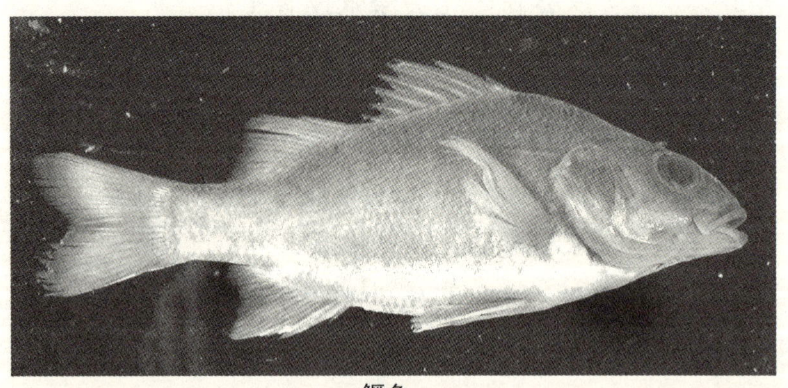

鳜鱼

中鱼虾。鳜鱼，味甘，性平，无毒，入脾、胃经，补气血、益脾胃。《开宝本草》说："鳜鱼，背有黑点，味重。生江、溪间。"《本草纲目》说："鳜，生江、湖中，扁形阔腹，大口细鳞，有黑斑、其条斑，色明者为雄，稍晦者为雌，皆有鬐鬣刺人。厚皮紧肉，肉中无细刺，有肚能嚼，亦啖小鱼。夏月居时穴，冬月偎泥䅟，鱼之沉下者也。"李廷飞《延寿书》说："鳜鳍刺误鲠害人，惟橄榄磨水可解。主治虚劳羸瘦、脾胃虚弱、肠风便血。"孟诜的《食疗本草》说："补劳，益脾胃。"《日华子本草》说："益气，治肠风泻血。"《开宝本草》说："主腹内恶心，益气力，令人肥健，人腹内小虫。"《随息居饮食谱》说："养血，补虚劳，杀劳虫，消恶血，运饮食。采藏：春、秋季捕捞。捕后，除掉鳞片和内脏，洗净，鲜用。或晒干。用法：内服蒸食，适量；或烧存性，研末，以酒调服。禁忌：寒湿病者慎食。"

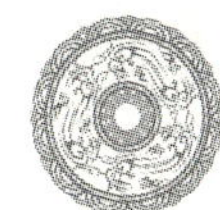

服黄佩赤

《太清草木方》说："九月九日采黄花与茯苓服之，延年。"

《西京记》说："佩赤茱萸，令人寿长。"

六、逐月养生谈

八月

立秋处暑凉风至

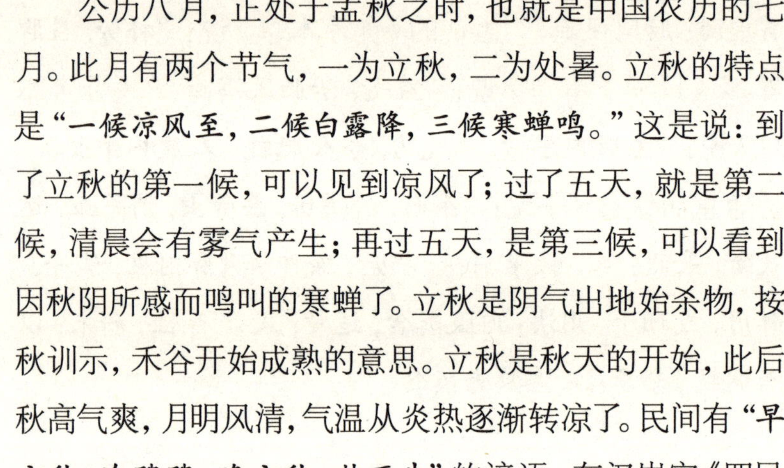

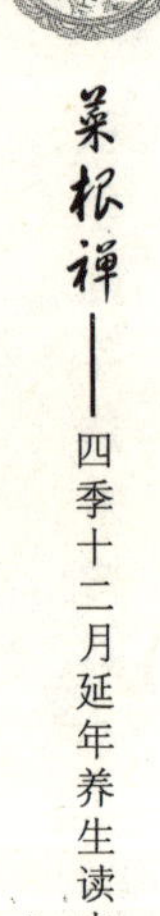

公历八月，正处于孟秋之时，也就是中国农历的七月。此月有两个节气，一为立秋，二为处暑。立秋的特点是“一候凉风至，二候白露降，三候寒蝉鸣。”这是说：到了立秋的第一候，可以见到凉风了；过了五天，就是第二候，清晨会有雾气产生；再过五天，是第三候，可以看到因秋阴所感而鸣叫的寒蝉了。立秋是阴气出地始杀物，按秋训示，禾谷开始成熟的意思。立秋是秋天的开始，此后秋高气爽，月明风清，气温从炎热逐渐转凉了。民间有“早立秋，冷飕飕；晚立秋，热死牛”的谚语。东汉崔寔《四民月令》则说：“朝立秋，冷飕飕；夜立秋，热到头。”

处暑的特点是“一候鹰乃祭鸟，二候天地始肃，三候禾乃登。”这是说：到了处暑的第一候，老鹰开始捕猎鸟类，陈列而后食，好像在行祭鸟礼一样；过了五日，就是第二候，天地之间开始产生肃杀之气，植物开始凋零；再过了五日，是第三候，黍、稷、稻等庄稼开始成熟。处暑中的“处”字有躲藏、终止的含意。到了处暑节气，夏季火热的天气到头了，暑气将要散去，是自立秋后温度下降的又一个转折点，也是气候真正变凉的开始，表示暑天终止了。

补筋助气养脾胃

公历八月，与中国农历七月相对应，又名孟秋。孟秋之月，不要食用莼菜，上有蠋虫伤人。不要食用薤，否则会损目。不要食用茱萸，否则会伤神气，令人气壅。不要食用獐肉，否则会动气。不要食用各种动物的肺脏，不要食用雁肉，否则伤神。不要食用猪肉，否则损人神气。

孟秋之月，肝、心少气，肺脏正旺。宜安宁情性，增咸减辛，助气补筋，以养脾胃。不要在极热的地方久留，也不要贪凉，不要发大汗。

孟秋之月话健康，需要把握一下秋天三个月的走势。《黄帝内经·素问·四气调神大论篇第二》说：“秋三月，此谓容平，天气以急，地气以明，早卧早起，与鸡俱兴，使志安宁，以缓秋刑，收敛神气，使秋气平，无外其志，使肺气清，此秋气之应，养收之道也；逆之则伤肺，冬为飧泄，奉藏者少。”此段话是说：秋三月，被称为“容平”，说的是自然景象因为万物成熟而平定收敛了。孟秋之月，天空显得很高，风显得很急。地气已经清肃。此时，人们应当早睡早起，与鸡的作息时间相仿，为的是保持自己神志的安宁，以减缓秋季带来的肃杀之气对身体的影响。要收敛神气，与秋季的“容平”之貌相呼应，不要使自己的神思外驰，以便保持肺部之气的清肃作用，这是适应秋季的气候特点而保养身体的收敛之气的方法。反之就违逆了秋收之气，会伤到肺部，致使提供给冬天闭藏之气的条件不够，到了冬天则会发生飧泄之病（飧泄，中医症名，指大便泄泻清稀，并有不消化的食物残渣。多因肝郁脾虚，清气不升所致）。

养生花卉禅之凤仙花

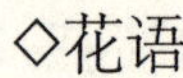

◇花语

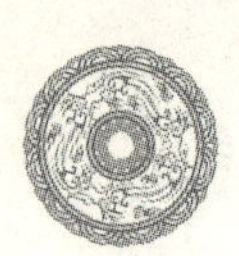

不要碰我、贞洁。

孟秋的花代表是凤仙花，是“凤仙展奇葩”之月，也可以叫做“凤仙月”。

◇类属与特征

凤仙花，即金凤花，为凤仙花科凤仙花属一年生草本花卉。茎高40厘米~100厘米，直立，粗壮，肉质；花形似蝴蝶，有粉红、大红、紫、白黄、洒金等花色，变异性强；一株可开多种颜色的花蕾；多单瓣，重瓣称凤球花。古花谱载，凤仙花拥有200多个品种，但有不少品种已失传。人工栽培有五色当头凤，花生茎端，花艳且大，还有十样锦等。花型又可分为山茶型、蔷薇型、石竹型等。花期为六月至八月，结蒴果，似

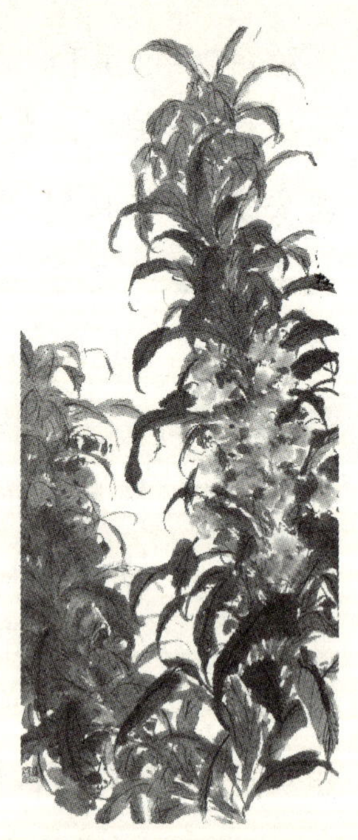

凤仙花

桃形，成熟后外壳自行爆裂，种子弹出，便可自播繁殖，因此采种要及时。

◇史载药录

凤仙花，产于中国、印度和马来西亚，全世界约有500多种，中国有200多种。又名指甲花、染指甲花、小桃红等。《花镜》说：“花形宛如飞凤，头、翅、尾、足俱全，故名金凤花。”凤仙，载入《本草纲目》，释名急性子（《救荒本草》）、旱珍珠、金凤花（《本草纲目》）、小桃红、夹竹桃（《救荒本草》）、海蒳（音纳）、染指甲草（《救荒本草》）、菊婢等。李时珍说：“其花头翅尾足，俱翘翘然如凤状，故以名之。女人采其花及叶包染指甲，其实状如小桃，老则迸裂，故有指甲、急性、小桃诸名。宋光宗李后讳凤，宫中呼为好女儿花。张宛丘呼为菊婢。韦君呼为羽客。凤仙人家多种之，极易生。二月下子，五月可再种。苗高二、三尺，茎有红、白二色，其大如指，中空而脆。叶长而尖，似桃柳叶而有锯齿。桠间开花，或黄或白，或红或紫，或碧或杂色，亦自变易，状如飞禽，自夏初至秋尽，开谢相续。结实累然，大如樱桃，其形微长，色如毛桃，生青熟黄，犯之即自裂，皮卷如拳，苞中有子似萝卜子而小，褐色。人采其肥茎汋醝（醝，原字为左‘酉’右‘邑’），以充莴笋。嫩华酒浸一宿，亦可食。但此草不生虫蠹，蜂蝶亦不近，恐亦不能无毒也。凤仙子其性急速，故能透骨软坚。庖人烹鱼肉硬者，投数粒即易软烂，是其验也。缘其透骨，最能损齿，与玉簪根同，凡服者不可着齿也。多用亦戟人咽。”

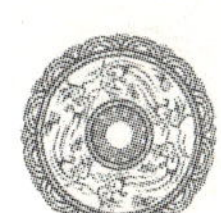

◇金凤花药用

(一)性味：金凤花子，味微苦，性温，有小毒；金凤花，味甘，性滑，温，无毒；金凤花根、叶，味苦、甘、辛，有小毒。

(二)药用部分：花、子、叶、根均可入药。

(三)主治与应用

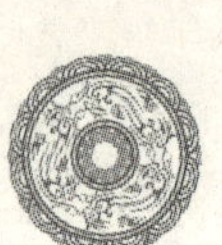

1.《本草纲目》说：**“凤仙子，主治产难，积块噎膈，下骨哽，透骨通窍。”**

2. 噎食不下——凤仙花子酒浸三宿，晒干为末，酒丸绿豆大。每服八粒，温酒下。不可多用，即急性子也。源自《摘玄方》。

3. 咽中骨哽，欲死者——白凤仙子研水一大呷，以竹筒灌入咽，其物即软。不可近牙。或为末吹之。源自《普济方》。

4. 牙齿欲取——金凤花子研末，入砒少许，点疼牙根，取之。源自《摘玄方》。

5. 小儿痞积——急性子、水荭花子、大黄各一两，俱生研末。每味取五钱，外用皮硝一两拌匀。将白鹁鸽一个，或白鸭亦可，去毛屎，剖腹，勿犯水，以布拭净，将末装入内，用绵扎定，沙锅内入水三碗，重重纸封，以小火煮干，将鸽鸭翻调焙黄色，冷定。早辰食之，日西时疾软，三日大便下血，病去矣。忌冷物百日。源自孙天仁《集效方》。

6. 金凤花，主治蛇伤，擂酒服即解。又治腰胁引痛不可忍者，研饼晒干为末，空心每酒服三钱，活血消积。

7. 风湿卧床不起——用金凤花、柏子仁、朴硝、木瓜煎汤洗浴，每日二、三次。内服独活寄生汤。源自吴旻《扶寿精方》。

8.《本草纲目》说：“金凤花根、叶，主治鸡鱼骨哽，误吞铜铁，杖扑肿痛，散血通经，软坚透骨。”

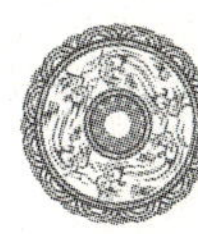

9. 咽喉物哽——金凤花根嚼烂噙咽，骨自下，鸡骨尤效。即以温水漱口，免损齿也。亦治误吞铜铁。源自危氏《得效方》。

10. 打杖肿痛——风仙花叶捣如泥，涂肿破处，干则又上，一夜血散，即愈。冬月收取干者研末，水和涂之。源自叶廷器《通变要法》。

11. 蛇咬和指甲发炎肿痛——金凤花全草捣烂，外敷。源自民间验方。

◇金凤花观赏

高濂说：“金凤花（六种），有重瓣、单瓣，红、白、粉红、紫、浅紫如蓝，有白瓣上生红点凝血，俗名洒金，六色。花开，一落即去其蒂，则花茂，与月季同法。其子可收入药、作种。”（上文今语：金凤花，有六个品种。花有重瓣、单瓣两种。花的颜色有红色、白色、粉红色、紫色、浅紫如蓝色，有白色花瓣上生凝血一样的红点花，俗名洒金，有六色。花一落，即去花蒂，这样做是促使其花开得茂盛，与月季花的培育方法相同。金凤花的果实可采收下来入药，也可作为种子栽种。）

唐代吴仁壁《凤仙花》诗云：“香红嫩绿正开时，冷蝶饥蜂两不知。此际最宜何处看，朝阳初上碧梧枝。”

宋代杨万里《凤仙花》诗云：“细看金凤小花丛，费尽司花染作工。雪色白边袍色紫，更饶深浅四般红。”

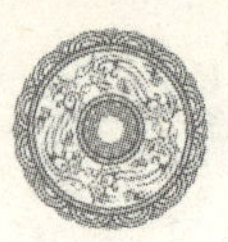

九月

白露秋分见霜凝

公历九月，正处于仲秋之时，也就是中国农历的八月。此月有两个节气，一为白露，二为秋分。白露的特点是“一候鸿雁来，二候玄鸟归，三候群鸟养羞。”这是说：到了白露的第一候，凉风习习，大雁从北方飞来；过了五天，到了第二候，燕子飞归南方去了；再过五天，到了第三候，鸟类在养护再生的御寒羽毛准备过冬了。在公历九月7号前后，阴气渐渐凝重了，露凝见白。天气转凉，是地面水汽结露最多的时候了。所以这个节气就叫作白露。

秋分和春分一样，阳光几乎直射赤道，昼夜差不多是相等的。从秋分这个节气之日起，阳光直射位置继续由赤道向南半球移动，北半球开始白天短，夜间长了。这一天是秋季九十天的一半，因此称为秋分。北半球的秋天是从秋分开始的。

秋分的特点是“一候雷始收声，二候蛰虫培户，三候水始涸。”这是说：到了秋分的第一候，雷声渐渐少了（古人说雷是阳气盛才发声的，秋分以后阴气旺盛起来，便不再打雷了）；过了五日，就是第二候，蛰居的虫类开始打造过冬的巢穴，准备入蛰了；再过了五日，是第三候，雨量见少。同时天气很干燥，水蒸发得快，湖泊、河流的水量减少了，沼泽和水洼之处的积水也减少和渐渐干涸了。

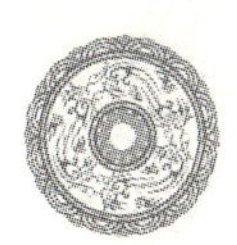

补血助筋养心肝

公历九月，是仲秋之月，即农历的八月。大利平肃，安宁志性，收敛神气。此月不要吃得很饱，否则令人气壅。不要食用生蜜，否则易患霍乱病。不要食用鸡肉，否则会损人神气。不要食用生果子，否则令人多疮。不要食用生蒜，否则会伤人神，损胆气。不要食用胡荽（即香菜），否则伤人神，损胆气，令人喘悸，胁肋气急。不要食用猪肺与糖和食，否则到了冬天发疽。不要食用鸭肉，否则会损人神气，令人气短。不要食用獐肉，否则会动气。不要食用芹菜，否则易患蛟龙瘕，发则癫狂，面色青黄，小腹胀。不要饮用阴地流泉，否则令人发疟疾，又损脚令软。不要食用鸡蛋，否则伤神。

仲秋之月，肝、心脏气微，肺脏独旺，宜增酸减辛（孙思邈说：“宜减苦增辛”），助筋补血，以养心肝，养脾胃。要躲避邪风，否则令人骨肉生疮，以为疬痢。不要食用猪肚，否则到了冬天会患嗽病，经年不愈。

养生花卉禅之桂花

◇花语

收获、永伴佳人、崇高美好的、吉祥的、高雅、荣誉、地位、财富、贞洁、得志、飞黄腾达。

仲秋的花代表是桂花，是“桂花遍地开”之月，也可以叫做“桂花月”，因为桂花也叫木樨花，所以也可以叫“木樨月”。

◇类属与特征

桂花，为木樨科木樨属常绿灌木或小乔木木樨的花蕾，为温带树种。叶对生，呈卵状椭圆或长椭圆形，叶面革质，光滑，叶边缘有锯齿；花簇生叶腋或顶生聚伞花序，花冠分裂至基乳有乳白、橙红、黄等色，极香；花期在中秋；椭圆形核果，蓝紫色，翌年夏初成熟。原产于中国

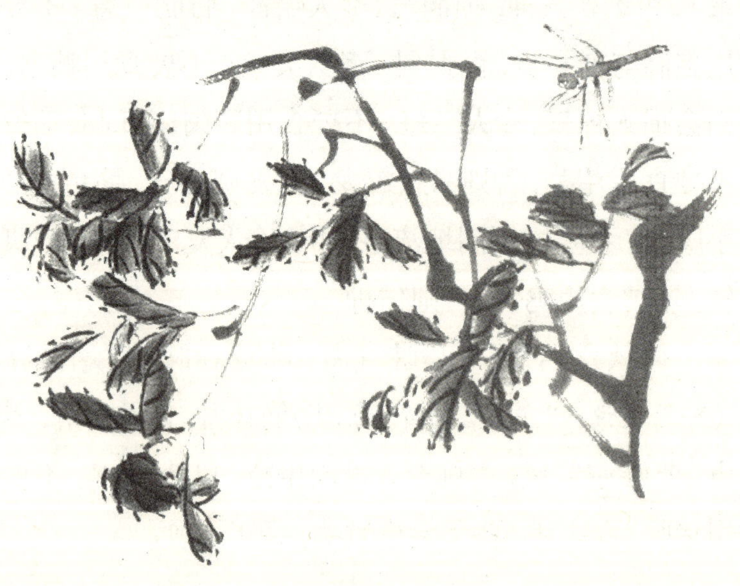

桂花

西南部，广西、广东、四川、云南和湖北等地均有野生，湖南浏阳周洛有野生群落。尼泊尔、印度、柬埔寨也有分布。今中国各地普遍栽培。

◇史载药录

明代《本草纲目》释名木樨花，在“箘桂”条中。箘桂，始载于战国时代扁鹊弟子子仪所著《神农本草经》（一卷本）上品。《唐本草》释名筒桂。又名小桂、又名月桂、木犀、木樨、丹桂、金桂、岩桂、九里香等。苏恭说：“箘者，竹名。此桂嫩而易卷如筒，即古所用筒桂也。筒似箘字，后人误书为箘，习而成俗，亦复因循也。”李时珍说：“今本草又作从草之菌，愈误矣。牡桂为大桂，故此称小桂。”《名医别录》说：“箘桂生交趾、桂林山谷岩崖间。无骨，正圆如竹，立秋采之。”陶弘景说：“交趾属交州，桂林属广州。《蜀都赋》云“桂临岩”是矣。俗中不见正圆如竹者，惟嫩枝破卷成圆，犹依桂用，非真桂也。《仙经》用箘桂，云三重者良，则明非今桂矣。”李时珍说：“箘桂，叶似柿叶者是。《名医别录》所谓正圆如竹者，谓皮卷如竹筒。陶氏误疑是木形如竹，反谓卷成圆者非真也。今人所栽岩桂，亦是箘桂之类而稍有异，其叶不似柿叶，亦有锯齿如枇杷叶而粗涩者，有无锯齿如栀子叶而光洁者。丛生岩岭间，谓之岩桂，俗呼为木犀。其花有白者名银桂，黄者名金桂，红者名丹桂。有秋花者，春花者，四季花者，逐月花者。其皮薄而不辣，不堪入药。惟花可收茗、浸酒、盐渍，及作香搽、发泽之类耳。箘桂主治，与桂心、牡桂迥然不同。昔人

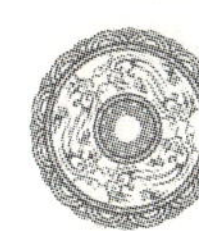

所服食者，盖此类耳。”陶弘景说：“《仙经》服食桂，以葱涕合和云母蒸化为水服之。”唐慎微说：“《抱朴子》云桂可合竹沥饵之，亦可以龟脑和服之。七年能步行水上，长生不死。赵佗子服桂二十年，足下生毛，日行五百里，力举千斤。”《列仙传》云：“范蠡好食桂，饮水卖药，世人见之。又桂父，像林人，常服桂皮叶，以龟脑和之。”李时珍说：“方士谬言，类多如此，唐氏收入本草，恐误后人，故详记。”

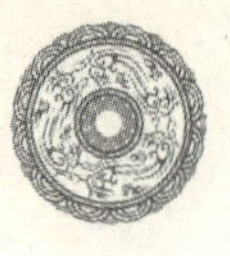

温信子说：上文所说有虚夸之词，如“七年能步行水上，长生不死”，“日行五百里，力举千斤”之类，不可信其言。然桂食之可轻身、增力、长寿却应信其实也。《说文解字》说：“桂，百药之父。箘桂皮，三月、七月采。入心、脾、肝、胃经。”

◇桂花药用

（一）性味：箘桂皮，味辛，性温，无毒；桂花，味辛，性温，无毒；桂花果，味辛、甘，性温；桂花树根，味甘、微涩，性平。

（二）药用部分：花、树皮均可入药。

（三）主治与应用

1.《神农本草经》说：“箘桂皮，主治百病，养精神，和颜色，为诸药先聘通使。久服轻身不老，面生光华，媚好常如童子。”

2.《本草纲目》说："木犀花，同百药煎、孩儿茶作膏饼噙，生津辟臭化痰，治风虫牙痛。同麻油蒸熟，润发，及作面脂。"

3.《本草汇言》说："木犀花，散冷气，消瘀血，止肠风血痢。"

4.《食鉴本草》说："木犀花，益阳消阴，平肝补肾。"

5.《药性考》说："木犀花，窨茶造酱，调食芬馨，开胃生津。"

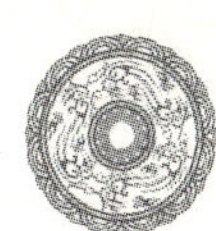

6.《陆川本草》说："木犀花，治痰饮喘咳。"

7.《国药的药理学》说："木犀花，除口臭及视物不明。"

8. 桂花，散寒破结，化痰止咳。可用于咳喘痰多，牙痛，经闭腹痛等症。

9. 桂花果，散寒，暖胃，平肝。可用于虚寒胃痛。

10. 桂花根，散寒，祛风湿。可用于肾虚牙痛，筋骨风湿性疼痛，腰痛等症。

11. 痰饮喘咳——桂花一钱，半夏三钱，白萝卜一两（切片），水煎，代茶饮。源自民间验方。

12. 肝胃气痛——桂花子二钱至四钱，水煎服。又可晒干研末，温开水送服半匙。源自民间验方。

13. 胃寒气痛，新旧胃痛——桂花子适量，水煎服。或桂花子、砂仁各二钱，香附、高良姜各三钱，水煎服。或桂花子一钱，研末，玫瑰花两三瓣，开水冲泡，日三次，温服之。源自民间验方。

14. 虚火牙痛——桂花根一二两，熬水服之。或与猪五花肉炖服。源自民间验方。

15. 呕吐——桂花四钱，黄荆子五钱，丹参十钱，水煎服，每日一二次。源自民间验方。

16. 经闭腹痛——桂花十钱，荔枝肉适量，水煮，和红糖、黄酒服之。源自民间验方。

17. 肠风血痢——桂花一钱，赤小豆五钱，水煎，每日分一二次服。源自民间验方。

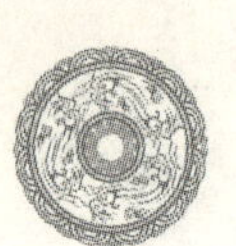

18. 麻疹——桂花叶十钱，荸荠三两，水煮熟，食荸荠，日三次。源自民间验方。

19. 荨麻疹——桂花叶十钱，水煎，日三次。源自民间验方。

20. 口臭、视物不清——桂花半钱至一钱，水煎漱口，或泡茶饮。源自民间验方。

21. 口干咽燥——桂花、绿茶各一钱，沸水冲泡，加冰糖饮之。源自民间验方。

22. 风湿筋骨痛——桂树枝、叶适量，浓煎，温熏患部，日三次。源自民间验方。

23. 腰扭伤——鲜桂花根二层皮二十钱，水煎，煮酒适量随服之。源自民间验方。

◇桂花饮食

1. 桂花粥——糖桂花三四钱，赤豆二两，糯米三两，白糖适量。先将赤豆用温水浸泡三四个小时，择洗干净，放入砂锅中，再放淘洗好的糯米，加入适量温水，煮至豆、米均烂熟成粥，放入糖桂花和白糖，再煮五六分钟即成。本粥清香浓馥，清鲜可口，可健脾补胃，散瘀和血。若有消化不良，食欲不振，营养不良，体虚乏力，牙痛，水肿，疔疮肿毒等病症可助疗。源自民间验方。

2. 桂花酒——桂花半两，茯苓、生地、党参各十五钱，当归、白术、白芍、红曲各一钱，川芎半钱，桂圆肉四钱，白酒一斤半，冰糖一两半。将诸药与桂花研成末，用布袋盛，放入酒器内，然后加入白酒浸泡密封一周，取汁，加冰糖待溶解后即可饮用。每次服20毫升左右，日服二三次。适用于心脾两虚、气血不足所导致的面色无华、血虚、少气乏力、脘满食差、失眠等症。补血益气，养心健脾，益寿延年。源自民间药膳方。

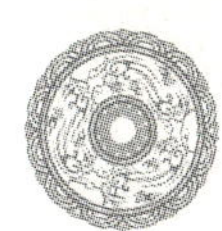

3. 桂花羹——糖桂花二钱，白果肉六两，糖四两，生粉少许。将白果肉放在清水中煮约一刻钟，捞出，洗净，滤干。水煮糖和洗净的熟白果，撇去浮沫，放进糖桂花，以生粉水勾薄芡即可。常食此粥可延年益寿。源自民间药膳方。

4. 桂花茶——桂花一钱，红茶半钱。将花和茶放入保温杯中，用沸水冲泡，闷十分钟即可饮用。此茶芳香怡人，可辟秽，解毒，除臭。若有口臭、龋齿牙痛、风火牙痛、胃热牙痛等病症，可助疗。源自民间药膳方。

◇桂花观赏

温信子说：桂花，称谓较多。其叶脉如圭，故名“桂”；纹理如犀，故名“木犀”；桂花清雅高洁，香飘四溢，故有誉名“仙友”、“仙客”。延其义，誉为“仙树”、“花中月老”。生长在岩岭之上，故名“岩桂”。其花浓香致远，清浓两兼，清可涤荡，浓可幽远，便有了“九里香”的美名。其品有黄花细如粟，故名“金粟”。花开于秋，因华夏有“秋之神主西方”之易理，故名“西香”、“秋香”。桂花体态小巧玲珑，却有浓郁香气，故名“金秋骄子”。汉晋之后，炎黄子孙把桂花与月亮联系起来，寄情于“月宫吴刚伐桂”的传说，故名“月桂”，把月亮叫“桂宫”、“桂魄”。

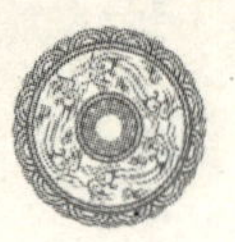

《遵生八笺》说：“木樨花（四种），有金黄花、白花、黄色，结子。四季花，惟金桂为最。叶边如锯齿而纹粗者，其花香甚。灌以猪粪则茂，蚕沙壅之亦可。”（上文今语：木樨花，有四种。有金黄花、白花、黄色花，结子四季花，惟独金桂花色最好。叶边如锯齿而纹粗的，其花很香。灌以猪粪肥则会长得很茂盛，采用蚕屎来施肥也可以。）

《山海经》说：“招摇之山，其上多桂。屈原《离骚》曰：援北斗兮酌桂浆，奠桂酒兮酌椒浆。”

十月

寒露霜降雁南迁

公历十月，正处于季秋之时，也就是中国农历的九月。此月有两个节气，一为寒露，二为霜降。寒露的特点是“一候鸿雁来宾，二候雀入大水为蛤，三候菊有黄花。”

这是说：到了寒露的第一候，大雁在天空中排成整齐的人字形或一字形的队列大举向南迁移；过了五天，就是第二候，深秋已至，天气寒凉了许多，雀鸟不见了踪影，海边突然出现了很多的蛤蜊（所以古人误以为雀鸟潜入大海变成了蛤蜊，有了“雀入大水为蛤”，这里的“大水”就指大海）；再过五天，到了第三候，菊花普遍开放了，露出一片片的黄花。白露以后，天气转凉，常见到露水了。到了寒露，露水增多，气温更低。寒是露之气，先白而后寒，寒露是气候逐渐转冷的意思，水气凝成白色露珠。

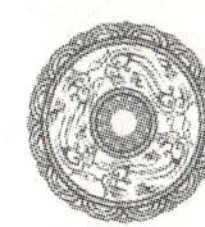

霜降的特点是“一候豺乃祭兽，二候草木黄落，三候蛰虫咸俯。”这是说：到了霜降的第一候，豺狼把捕获的猎物陈列后再食用，就像行祭兽礼一样；过了五日，就是第二候，草木上的叶子开始枯黄而掉落；再过了五日，到了第三候，蜇虫蜷缩在过冬的洞穴中垂下头来进入冬眠状态，不动不食。此时天气已冷，霜冻开始了，故此节气就叫霜降了。

补血助筋益肝气

公历十月，一般是中国农历的九月，也叫季秋。此月草木凋落，众物开始伏蛰。天地之气清爽怡人，朗朗晴空，常常是万里无云。

季秋之月，水已经凉下来了，不适合食用生冷饮食，以便预防痢疾。不要食用姜，否则损目，也容易患不易治好的病；不要食用小蒜，否则会伤神损寿，魂魄不安；不要食用蓼子，否则损人志气；不要把猪肝和糖同食，否则到了冬天会得嗽病，不容易好。不要食用鸦、野鸡等肉，否则损人神气；不要食用家鸡肉，否则令人魂不安，魄惊散。不要食用血脾，因为季月土旺在脾的缘故。不要食用狗肉，否则会伤神气；不要食用霜下瓜，否则导致翻胃；不要食用生葵菜，否则令人饮食不化，使旧病复发。

季秋之月，心、肝脏气微，肺脏正旺，宜减苦、辛增酸（孙思邈说心脏气微，肺脏用事，宜减苦增辛），以益肝气，助筋补血，以应时令的要求。要躲避邪风，否则令人骨肉生疮，患疠痢。

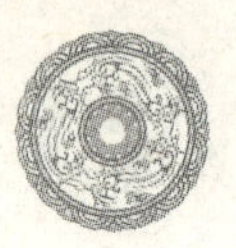

养生花卉禅之菊花

◇花语

普通菊：清净、高洁、我爱你、真情；

非洲菊（扶郎花）：神秘、兴奋；

雏菊（延命菊）：愉快、幸福、纯洁、天真、和平、希望、美人；

翠菊：追想、可靠的爱情、请相信我；

法国小菊：忍耐；

大波斯菊：少女纯情；

万寿菊：友情；

白菊：哀挽、贞洁、诚实的象征。

季秋的代表花是菊花，是“菊花竞相开”之月，也可以叫做“菊花月”。

◇类属与特征

菊花，为菊科多年生草本植物菊的头状花序。叶卵圆形至披针形，边缘具粗大锯齿或深裂。秋季开花，头状花序顶生或腋生，花序的大小、颜色和形状因品种而异。花序扁球形、不规则球形或稍压扁，直径多1.5厘米～4厘米。总苞由3层～4层苞片组成，外围为数层舌状花，类白色或黄色，中央为管状花。原产于中国，久经栽培，品种很多，为著名的观赏性植物。世界各地普遍栽培。

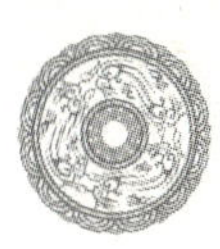

◇史载药录

菊，始载于《神农本草经》上品，自此，菊花便成为食、药、赏三用之名花。释名菊华（即菊花）、节华，《名医别录》释名女节、女华、女茎、日精、更生、傅延年、阴成、周盈。《尔雅》释名治蘠。《本草纲目》释名金蕊。而滁菊、亳菊、杭菊、杯菊、贡菊等，是按照产地、历史享誉等性质来分的，通称为菊花。

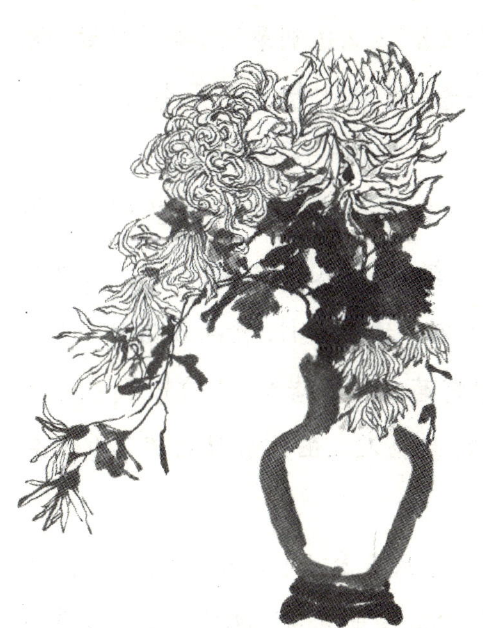

菊花

《名医别录》说："菊花，生雍州川泽

及田野。正月采根，三月采叶，五月采茎，九月采花，十一月采实，皆阴干。”陶弘景说：“菊有两种，一种茎紫气香而味甘，叶可作羹食者，为真菊；一种青茎而大，作蒿艾气，味苦不堪食者，名苦薏，非真菊也。华正相似，惟以甘苦别之。南阳郦县最多，今近道处处有之，取种便得。又有白菊，茎叶都相似，惟花白，五月取之。《仙经》以菊为妙用，但难多得，宜常服之。”陈藏器说：“白菊生平泽，五月花，紫白色。”苏颂说：“菊花，处处有之，以南阳菊潭者为佳。初春布地生细苗，夏茂，秋花，冬实。然种类颇多。惟紫茎气香，叶浓至柔者，嫩时可食，花微小，味甚甘者，为真；其茎青而大，叶细气烈似蒿艾，花大味苦者，名苦薏，非真也。”

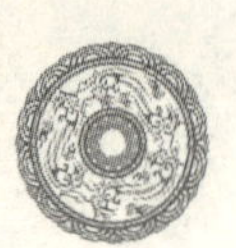

杨损之说：“菊花，甘者入药，苦者不入药。”李杲说：“菊花，苦、甘，寒，可升可降，阴中微阳也。”李时珍说：“《神农本经经》言菊花味苦，《名医别录》言菊花味甘。诸家以甘者为菊，苦者为苦薏，惟取甘者入药。”张华《博物志》言：“菊有两种，苗花如一，惟味小异，苦者不中食。”范致能《梅谱全序》言：“惟甘菊一种可食，仍入药饵。其余黄白二花，皆味苦，虽不可饵，皆可入药。其治头风，则白者尤良。据此二说则是菊类自有甘苦二种，食品须用甘菊，入药则诸菊皆可，但不得用野菊名苦薏者尔。”故景焕《牧竖闲谈》云：“真菊延龄，野菊泄人。正如黄精益寿、钩吻杀人之意。”

朱丹溪说：“黄菊，花属土与金，有水与火，能补阴血，故养目。”李时珍说：“菊春生夏茂，秋花冬实，备受四气，饱经露霜，叶枯不落，花槁不零，味兼甘苦，性禀平和。

昔人谓其能除风热，益肝补阴，益不知其得金水之精英尤多，能益金水二脏也。补水所以制火，益金所以平木，木平则风息，火降则热除，用治诸风头目，其旨深微。黄者入金水阴分，白者入金水阳分，红者行妇人血分，皆可入药，神而明之，存乎其人。其苗可蔬，叶可啜，花可饵，根实可药，囊之可枕，酿之可饮，自本至末，罔不有功。宜乎前贤比之君子，神农列为上品，隐士采入酒斝（斝，音假。古代的一种酒具，青铜制，圆口，有三足。用以温酒。盛行于商代和西周初期），骚人餐其落英。费长房说九日饮菊酒，可以辟不祥。”

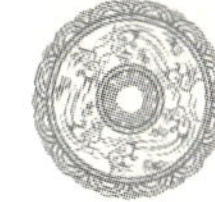

菊花，入肝、心、肺、肾、胃、肠经。可清热解毒，平肝明目，除烦止痛，轻身耐老。

◇菊花药用

（一）性味：菊花，性微寒、平，味甘、苦，无毒；白菊，味苦、辛，性平，无毒。

（二）药用部分：花、茎、叶、实、根并用，均可入药。

（三）主治与应用

1.《神农本草经》说：“菊华，味苦，平。主治诸风头眩肿痛，目欲脱，泪出，皮肤死肌，恶风湿痹。久服利血气，轻身耐老延年。一名节华。生川泽。”

2.《辞海》说：“白菊花可供饮料用。中医学上以黄菊和白菊入药，性微寒，气清香，味甘、微苦。功能散风清热、平肝明目，主治感冒风热、头痛、目赤等症。散风清热多用黄菊，平肝明目多用白菊。中国民间称阴历九月为菊月，此月是菊花开放的时期，故称菊月。九月至十一月花盛开时分批采收，阴干、焙干、或熏、蒸后晒干。”

3.《名医别录》说：“菊（花、叶、茎、根并用，下同），疗腰痛去来陶陶，除胸中烦热，安肠胃，利五脉，调四肢。”

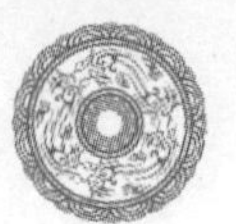

4. 甄权说：“菊，治头目风热，风旋倒地，脑骨疼痛，身上一切游风令消散，利血脉，并无所忌。”

5.《日华子本草》说：“菊花，作枕明目，叶亦明目，生熟并可食。”

6. 陶弘景说：“白菊（气味平，苦、辛，无毒），主治风眩，能令头不白。”

7. 陈藏器说：“白菊，染髭发令黑。和巨胜、茯苓作蜜丸服之，去风眩，变白不老，益颜色。”

8.《日华子本草》说：“菊花，花上水，益色壮阳，治一切风。”

9. 服食甘菊——用甘菊，三月上寅日采苗，名曰玉英。六月上寅日采叶，名曰容成。九月上寅日采花，名曰金精。十二月上寅日采根茎，名曰长生。四味并阴干，百日取等分。以成日合捣千杵为末，每酒服一钱匕。或作蜜丸如梧子大，酒服七丸，一日三服。百日，轻润。一年，发白变黑。服之二年，齿落再生。五年，八十岁老人，变为儿童也。此为王子乔变白增年方，记入《玉函方》。

10. 服食白菊——白菊花二斤，茯苓一斤，并捣罗为末。每服二钱，温酒调送下，每天三次。或以炼过松脂和丸如鸡子大，每服一丸。主头眩，久服令人好颜色不老。源自《太清灵宝方》。

11. 风热头痛——菊花、石膏、川芎各三钱，共研为末。每服一钱半，茶调下。源自《简便方》。

12. 膝风疼痛——菊花、陈艾叶作护膝，久则自除也。源自《扶寿方》。

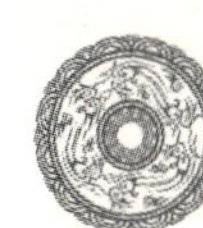

13. 癍痘入目，生翳障——用白菊花、谷精草、绿豆皮等分，为末。每次用一钱，以干柿饼一枚，粟米泔一盏，同煮候泔尽，食柿，日食三枚。浅者五七日，远者半月，见效。源自《仁斋直指方》。

14. 病后生翳——白菊花、蝉蜕，等分为末，每用二三钱，入蜜少许，水煎服。大人小儿皆宜，屡验。源自《救急方》。

15. 疔肿垂死——菊花一握，捣汁一升，入口即活，此神验方也。冬月采服。源自《肘后方》。

16. 酒醉不醒——菊花研末，饮服方寸匕。源自《外台秘要》。

17. 妇人阴肿——甘菊苗捣烂煎汤，先熏后洗。源自《危氏得效方》。

18. 眼目昏花，双美丸主之——用甘菊花一斤、红椒（去目）六两，共研为末。用新地黄汁和丸子，如梧子大。每服五十丸，临睡时茶清送下。源自《瑞竹堂方》。

19. 补五脏，填骨髓，续绝伤，黑髭发，清头目，聪耳听——益寿地仙丹主之——甘菊三两，枸杞二两，巴戟（去心）三两，肉苁蓉（酒浸）四两。上为末，蜜丸梧子大。服三十丸，空心盐汤下，温酒亦得。源自《丹溪心法》。

20. 明目益肾丸——枸杞一两，当归（酒浸）、生地黄（酒浸）各一两，五味五钱，知母（酒炒）七钱，黄柏（酒炒）七钱，山药半两，茯神一两，巴戟（去心）五钱，菟丝子（酒浸）一两，人参五钱，甘菊五钱，天门冬五钱。上为末，蜜丸梧子大。空心盐汤下五十丸。源自《丹溪心法》。

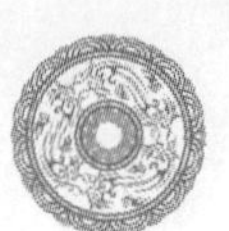

21. 滋肾百补丸——当归（酒浸）四两，知母（酒浸）二两，沉香五钱，黄柏（酒炒褐色）、山药、菊花、楮实各二两，青盐（炒）一两，菟丝（酒浸）四两，杜仲（炒）二两，熟地黄八两。上为末，酒糊丸；或炼蜜丸服。源自《丹溪心法》。

22. 补损如意丸——生地黄、熟地黄各二两，天门冬（去心）、麦门冬（去心）、川椒（去目炒）、胡芦巴（酒炒）、骨脂（炒）、苁蓉（酒浸）、杜仲（炒去丝）、白茯苓、小茴香（炒）、菟丝子（酒浸）、川楝肉、地龙（酒浸去土）、石菖蒲、枸杞、远志（去心）以上各一两，青盐（炒）半两，山栀（去皮，炒）二钱，穿山甲（炙）十四片，甘菊花三钱半。上为末，用晋枣煮去皮核肉二两，核桃肉煮去皮二两，各研如泥，余再炼蜜和丸梧子大。每服七八十丸，白汤温酒任下。源自《丹溪心法》。

23. 治头风鼻塞，或偏正头痛——菊花、川芎、荆芥穗、羌活、白芷、甘草各十钱，防风八钱，细辛五钱，蝉壳、薄荷、白僵蚕各二钱半。上为细末，每服三钱，茶清食后调下。方中菊花清热。源自《丹溪心法》。

24. 眼痛，气上冲，肝肾风毒——甘菊花、牛蒡子各八十钱，防风三十钱，甘草十五钱，白蒺藜（去刺）十钱。上为细末，每服二钱，熟水调下。食后临卧服。方中菊花为君药，可清热解毒。源自《本事方》。

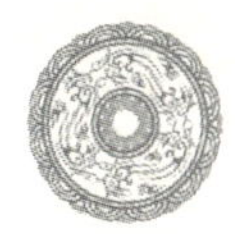

◇菊花饮食

1. 白菊花酒，治丈夫妇人久患头风眩闷，头发干落，胸中痰壅，每发即头旋眼昏，不觉欲倒者，是其候也——先灸两风池各二七壮，并服此酒及散，永瘥。其法——春末夏初，收白菊软苗，阴干捣末，空腹取一方寸匕。若不饮酒者，但和羹粥汁服，亦得。秋八月合花收暴干，切取三大斤，以生绢袋盛，贮三大斗酒中，经七日服之，每天三次，常令酒气相续为佳。此为天宝单方，源自苏颂《图经本草》。

2. 白菊花酒——白菊花五十钱，白酒三斤。用干净的纱布袋盛菊花，然后扎紧袋口，放入容器中，再放进白酒密封浸泡一周即可。清肝明目，疏风解毒。每次饮用15毫升~20毫升，每天早、晚各一次。适用于日久不愈的头痛，时发时止，视物昏花，心胸烦闷，头发干落等症。适量饮用，可健脑、延缓衰老，古称“长寿酒”。源自《图经本草》。

3. 清肝明目茶——用料：桑叶、白菊花各三钱，甘草一钱。制作及用法：水煎取汁热饮。此茶可清肝明目，清肺润燥。对内热外感、目红昏花有一定疗效，世称“桑菊茶”。源自民间验方。

4. 明目菊花茶——菊花、枸杞子、山楂片、麦冬、龙眼肉各一钱，莲子心三分（三分约等于一克），红枣三个，冰糖一钱至二钱。适用于视物不清，头眼眩晕，神经衰弱和脾虚食少证。如饮茶一样，将以上各品放入杯中，用刚开的水冲泡饮之。每天一剂，可常饮服。养血明目，健脾和胃。源自民间验方，释名“健身八宝茶”。

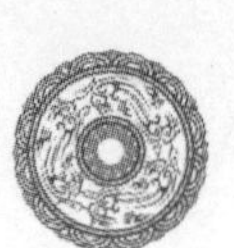

5. 菊苗粥——甘菊新鲜嫩芽或幼苗、北粳米各一两，冰糖适量。菊苗洗净切细，煎水取汁，入北粳米、冰糖，加水一斤，煮成稀粥温食。每天两次。脾胃虚寒、慢性腹泻者应热服少服。清肝明目，降低血压，兼除胸中烦热，去风眩，安肠胃。可助疗高血压、高脂血症。源自《老老恒言》。

6. 菊花粥——菊花三至五钱，粳米一两左右。秋季霜降前，采摘菊花，去蒂，烘干或蒸后晒干，也可放在通风处阴干，磨粉备用。粳米煮粥，粥快熟时，加入菊花末，煮沸约五分钟即可空腹服食。养肝血，悦颜色，清风眩，除热，解渴，明目，降血压。源自《老老恒言》。

7. 菊花糕——在米浆、面浆或绿豆粉浆中拌入菊花，蒸制为糕。清凉去火。源自民间验方。

8. 菊花羹——将菊花、银耳或莲子一同放入砂锅中煮或蒸成羹状，加冰糖少许，即可食用。利五脏，去烦热，去头晕，除目眩。源自民间验方。

9. 菊花肴——菊花和猪肉、蛇肉炒或同鸡肉、鱼肉煮食为肴。食之爽口清心，补而不腻。风热上扰、头晕目眩之症用之。源自民间验方。

10. 菊花膏——采鲜菊花，于水中熬煮，取药汁，兑入蜂蜜，制成膏状即可食用。清热、疏风、明目。

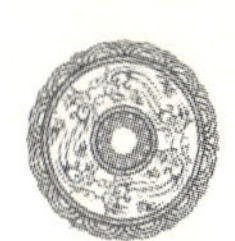

◇菊花观赏

《闲情偶寄》说："菊——菊花者，秋季之牡丹、芍药也。种类之繁衍同，花色之全备同，而性能持久复过之。从来种植之花，是花皆略，而叙牡丹、芍药与菊者独详。人皆谓三种奇葩，可以齐观等视，而予独判为两截，谓有天工人力之分。何也？牡丹、芍药之美，全仗天工，非由人力。植此二花者，不过冬溉以肥，夏浇为湿，如是焉止矣。其开也，烂漫芬芳，未尝以人力不勤，略减其姿而稍俭其色。菊花之美，则全仗人力，微假天工。艺菊之家，当其未入土也，则有治地酿土之劳，既入土也，则有插标记种之事。是萌芽未发之先，已费人力几许矣。迨分秧植定之后，劳瘁万端，复从此始。防燥也，虑湿也，摘头也，掐叶也，芟蕊也，接枝也，捕虫掘蚓以防害也，此皆花事未成之日，竭尽人力以候天工者也。即花之既开，亦有防雨避霜之患，缚枝系蕊之勤，置盏引水之烦，染色变容之苦，又皆以人力之有余，补天工之不足者也。"（上文今语：菊花，就像秋季的牡丹、芍药。种类繁衍相同，花色全备相同，而生性能持久的特征却超过牡丹、芍药。谈论种植花卉的书籍，从来都是把别的花讲得比较简略，而叙述起牡丹、芍药与菊花来则特别详细。人们全认为牡丹、芍药与菊花这三种奇葩，可以齐观等视，而我却独独地把它们判为两截，即它们在大自然和庭园之中有天工和人力之分。为什么这样说呢？牡丹、芍药之美，全仗天工，非由人力所能创造的。种植这两样儿花，不过冬溉以肥水，夏浇为保湿，如此便行了。其花开放之时，烂漫芬芳，未因人力不勤，略减其姿而稍俭其色。菊花之美，则全仗人力，略微借一点天工的力量。种菊人家，在菊未入土前，则要把土壤刨苏，不让用土那么硬板。待其入土，则要做好插标记种之事。在它尚未萌芽之前，已费了几许人力。等它分秧植定之后，劳累万端之事，才刚刚开始。如防止它所处的环境过于干燥，又要防止它生长的地方过湿，它长起来要摘头、掐叶、去蕊、接枝、捕虫、挖蚓，以防各种害情。这些劳作全是在菊花花期未来之前，竭尽人力以待天工的必要程序，缺一不可。即使是花开了，也要特别注意防避雨霜之患，施与缚枝系蕊之勤，置引巧解盆水之烦，消除染色变容之苦，如此辛苦是竭尽有限的人力，来弥补天工的不足。）

晋代陶渊明《饮酒》诗云：“结庐在人境，而无车马喧。问君何能尔，心远地自偏。采菊东篱下，悠然见南山。山气日夕佳，飞鸟相与还。此中有真意，欲辨已忘言。”

冬季延年益寿禅

冬者，终也，万物于是终也。日穷于次，月穷于纪，星回于天，数将几终。君子当审时节宣，调摄以卫其生。即“冬”的意思是“终”，万物到了冬天就完成了一年的生长周期。一年完了，第二年就开始了。一个月完了，第二个月就开始了，星辰旋转自天上开始，又回转到天上，年岁快结束了。君子应当根据时节的变化，来保养自己的生命。

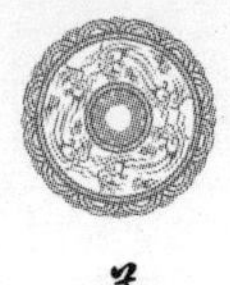

一、万物皆应冬令

"冬"的意思是"终",万物到了冬天就完成了一年的生长周期。君子应当根据时节的变化,来保养自己的生命。

据《礼记》可知:在五方中北方与冬相应。《礼记》说:"冬之为言中也。""中",就是"藏"。

《管子》说:"阴气毕下,万物乃成(即当阴气全部都下降的时候,万物也就成熟了)。"

《律志》说:"北方,阴也,伏也,阳伏于下,于时为冬(在阴阳学说中认为,北方属阴。"阴"是潜伏的意思。当阳气伏在阴气之下的时候,就到了冬天了)。"

东汉文学家、书法家蔡邕说:"冬者,终也,万物于是终也。日穷于次,月穷于纪,星回于天,数将几终。君子当审时节宣，调摄以卫其生。”（“冬”的意思是“终”。万物到了冬天就完成了一年的生长周期，一年完了，第二年就开始了，一个月完了，第二个月就开始了。星辰旋转自天上开始，又回转到天上，年岁快结束了。君子应当根据时节的变化，来保养自己的生命。）

立冬，水相；冬至，水旺；立春，水休；春分，水废；立夏，水囚；夏至，水死；立秋，水殁（即没有了）；秋分，水胎（是说水孕于金，秋属金）。

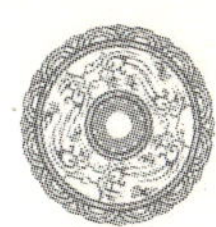

到了冬季，万物完成了一年的生长任务，开始进入精力和身体的休养、休整期，就像军队打了一仗，需要休整，补充给养，治疗伤损，恢复体力和士气一样。

所以在冬天三个月中，人和万物都要避免使用身体、精力过度，以养、休、藏为养生之道。

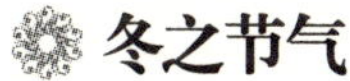

冬之节气

孟冬

立冬，太阳到达黄经225°；第一候，水始冰；第二候，地始冻；第三候，雉入大水为蜃。时值公历11月的7日至8日之间。

小雪，太阳到达黄经240°；第一候，虹藏不见；第二候，天气上腾；第三候，闭塞而成冬。时值公历11月的22日至23日之间。

仲冬

大雪，太阳到达黄经255°；第一候，鶡鸟不鸣；第二候，虎始交；第三候，荔挺生。时值公历12月的6日至8日之间。

冬至，太阳到达黄经270°；第一候，蚯蚓结；第二候，麋角解；第三候，水泉动。时值公历12月的21日至23日之间。

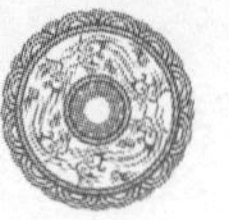

季冬

小寒，太阳到达黄经285°；第一候，雁北向；第二候，鹊始巢；第三候，雉始雊。时值公历1月的5日至7日之间。

大寒，太阳到达黄经300°；第一候，鸡始乳；第二候，鸷鸟厉疾；第三候，水泽腹坚。时值公历1月的20日至21日之间。

二、冬藏避寒蕴生气

冬季饮食之味，宜减咸增苦，以养心气。冬月肾水味咸，恐水克火，心受病，故冬天宜养心。

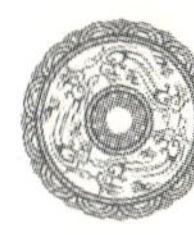

到了冬天的三个月，天地处于闭藏状态，水已结冰，地被冻干裂了，阳气潜藏起来。此时要早睡晚起，等待太阳升起来后，再去室外活动身心。

冬季时节，人体要注意躲避寒冷，使自身保持温暖，不要使皮肤出汗，否则会伤及肾脏，到了春天会患痿厥（即痿证之一，症见手足萎弱而不温，为痿证和厥证的合称），难以承受春天的勃勃生气。

冬时阳气潜伏在体内，有疾宜用吐法，心膈多热，应忌发汗，恐泄阳气之故。宜服酒浸补药或山药酒，以迎阳气。寝卧之时，宜稍稍歇一会，不是立即就入睡。

冬天宜大寒时方加棉衣，以逐渐加厚为好，不宜一次就穿上很多，以感觉不冷即可，不宜经常用大火烘烤自己的身体，这样很伤人的身体。手足应心，不可以火烤手，否则会引火入心，使人烦躁，也不可就火烘炙食物。

冬季饮食之味，宜减咸增苦，以养心气。冬月肾水味咸，恐水克火，心受病，故冬天宜养心。宜居处在密闭的屋子里，温暖衣被，调其饮食，适其寒温。不可冒触寒风，老人尤甚，恐寒邪感冒，否则多患嗽逆、麻痹、昏眩等疾病。

冬月阳气在内，阴气在外，老人多有上热下冷之患，不宜沐浴。阳气内蕴之时，若加汤火所通，必出大汗。高年骨肉脆薄，易于感动，多生外疾，不可早出，以犯霜威。早起服醇酒一杯以御寒，晚服消痰凉膈之药，以平和心气，不令热气上涌。切忌房事，不可多食炙爆、肉面、馄饨之类的食品。

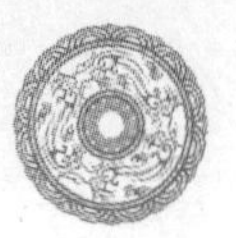

三、温足冻脑固肾津

人之骨疼者，肾虚也；人之齿多龃（即上下牙齿对不齐或对不上）者，肾衰也；人之齿堕者，肾风也；人之耳痛者，肾气壅也；人之多呵欠者，肾邪致也；人之腰不伸者，肾乏也；人之色黑者，肾衰也。

古有肾脏冬旺论之说。《内景经》说："肾脏在五方中属北方，在五行中属水，在五色中属黑，为黑帝掌管。”

《周礼·天官冢宰·大宰》说：“祀五帝。”

据山海经记载：

东方青帝：五天帝之一，也作苍帝。《晋书·天文志上》：“东方苍帝灵威仰。”

南方赤帝：五天帝之一。《晋书·天文志上》：“南方赤帝，赤熛怒之神也。”

北方黑帝：五天帝之一。《晋书·天文志上》：“北方黑帝，叶光纪之神也。”

西方白帝：五天帝之一。《晋书·天文志上》：“西方白帝，白招矩之神也。”

中央黄帝：五天帝之一。《晋书·天文志上》：“中央黄帝，玄灵黄老一天君。”

肾脏，长在肚脐的两侧，对称而生，附于腰脊上，重一斤一两，色如缟映紫（即颜色像一层薄白纱掩罩在紫色上面的样子）。肾脏主分水气，灌注一身，如树之根。左曰“肾”，右称“命门”，均为“生气之腑，死气之庐”。这里所说的“生气”指生命力。其“庐”，即居住之地。肾气，“守之则存，用之则竭”（即肾气，守护得好，得以保存；用之太过则有枯竭的危险）。

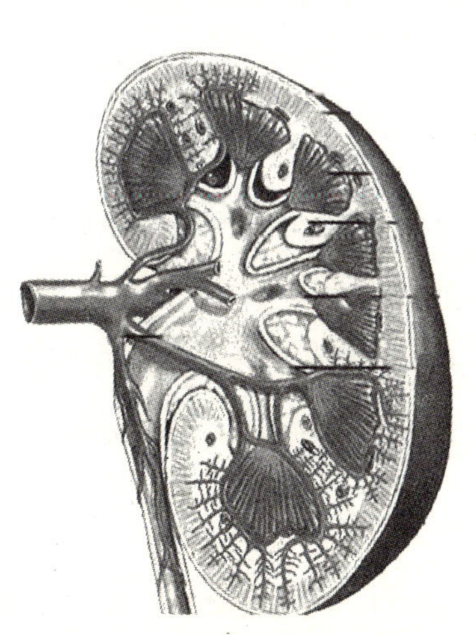
肾脏

肾为肝之母，为肺之子，耳为肾之官。先天生育了我们，肾脏因气血的流通而变化为精，精气往来谓之神。此“神”，就是肾气中所藏的情和智。在地支上，左属壬，右属癸，在时辰上为子亥。肾在五气中为吹，在五液中为唾，在五体中为骨。久立伤骨，导致损肾。应在齿，齿痛者，肾伤之症。肾气经于上焦，荣于中焦，卫于下焦。肾邪自入则多唾，膀胱为津液之腑，荣养人的头发。

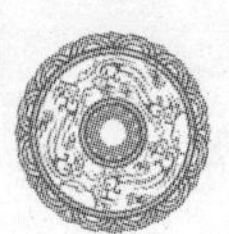

《黄庭经》说：肾部之宫，即肾脏内部，叫玄阙圆，随时变化着盈缺。其中有上玄童子名十玄，主管着各个脏腑九液之源。肾气在五官上外应两耳，和各种津液相呼应。肾在五声中属羽，在五味中属咸，在五臭中属腐。心邪入肾则产生恶腐之臭味。

凡男子六十岁，肾气衰，发变齿动。到了七十岁，形体皆感困乏。到了九十岁，肾气焦枯。骨痿而不能起床者，肾先死之故。肾病则耳聋、骨痿，肾合于骨，其荣养之貌在髭（即胡子）。肾外应北岳，上通辰星之精。冬三月，当存辰星之黑气，入肾中存之。

人之骨疼者，肾虚也；人之齿多龃（即上下牙齿对不齐或对不上）者，肾衰也；人之齿堕者，肾风也；人之耳痛者，肾气壅也；人之多呵欠者，肾邪致也；人之腰不伸者，肾乏也；人之色黑者，肾衰也；人之容色紫而有光者，肾无病也；人之骨节鸣者，肾羸也。肺邪入肾则多呻。肾有疾，当吹以泻之，吸以补之。肾气主管着“智”。肾气沉滞，宜重吹则渐通也。肾虚则梦入暗处，见妇人、僧尼、龟鳖、驼马、旗枪、自身兵甲，或山行，或溪舟。故冬之三月，乾坤气闭，万物伏藏，君子戒谨，节嗜欲，止声色，以待阴阳之定。无竞阴阳，以全其生，合乎太清（太清，天空。古人认为天由清而轻的气所构成，故称为“太清”：譬若王侨之乘云兮，戴赤霄而凌太清。道家谓天道：行之以礼仪，建之以太清。道教所谓“三清”之一。即最高的天神之一“太清太上老君”，或最高的仙境之一“太清圣境”）。

《云笈七签》说：冬月夜卧临睡前，叩齿三十六下，呼唤肾神的名子玄冥或玄真，可以安宁肾脏，晨起前也这样做一次。

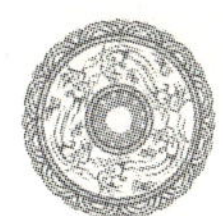

《尚书》说：冬天的时节，如果身体忽有大热，不可勉强忍受，否则致春生之时患成时令性疾病，故说：冬伤于汗，春必温病（即冬天里如果因为出汗伤了身体，到了春天就会有温病之类的疾患发生）。在大雪中跣足（跣，音音显，即光着脚，不穿鞋袜）做事，过后不可马上以热水浸洗。被寒冷的气候侵袭后，寒若未解，不可马上吃热汤热食，等一会方可。

《金匮要略》说：“冬夜伸足卧睡，则一身俱暖。”

《云笈七签》说：冬夜卧睡，被盖太暖，睡觉即张目吐气，把积毒排放出去，这样永无疾患。冬天卧睡头向北，有所利益。宜温足冻脑。

冬季三个月夜间很长，不可多食硬物和湿软果饼。吃完饭，须行“百步摩腹法”，小小锻炼摇动一会帮助胃肠消化，再行入睡。否则容易患脚气病。

《本草》说：只有农历十二月才可食芋头，其他月份食之会导致发病。

《千金方》说：冬三月宜服药酒，到了立春则止。如此坚持下去，百病不生。

《纂要》说："钟乳酒方，服之补骨髓，益气力，逐寒湿。"其方用地黄八两、巨胜子一升，熬捣烂。牛膝四两、五加皮四两、地骨皮四两、桂心二两、防风二两、仙灵皮三两、钟乳粉五两，甘草汤浸三日，更以牛乳一碗，将乳石入瓷瓶浸过，于饭上蒸之。乳尽倾出，暖水淘尽碎研。以上各药制为末状，用绢囊盛，浸好醇酒三斗于坛内，五日后可取服之。农历十月初一日服起，至立春日止。

冬气寒，宜食黍，以热性治其寒，禁炙饮食，也不要以火焙烤衣服。

冬三月，六气十八候皆正值养脏之时令，人当闭精塞神，以厚敛藏（即不去泄走过多的精力，守养精神和情志，自觉增强收敛闭藏的养生能力）。

《琐碎录》说：冬月勿以梨搅拌热酒饮用，否则令人头部旋晕，难以支持。

《金匮要略》说：冬三月，勿食猪羊等肾脏。

《云芨七签》说："冬夜不宜以冷物铁石为枕，或焙暖枕之，否则令人目暗（即视力昏暗）。"

《本草》说：冬季中的三个月不可多食葱，否则令人发疾。

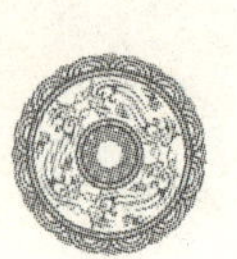

◎ 肾脏修养法

在冬季的三个月中(即农历十月、十一月、十二月),面向北,端身正平坐,鸣金梁七(即叩上下牙齿七次),饮玉泉三(指舌抵上腭,咽口中唾液三次),更北吸玄宫之黑气(指北方自然之气)入口,吸入五次,以补偿“吹”法的耗损。

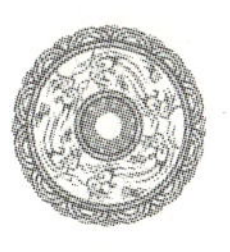

◎ 治肾“吹”字诀

治肾脏疾病吐纳用“吹”法,以鼻渐长引气(即缓慢地长吸一口气),以口吹出,发“吹”的音呼出。肾有病,用大“吹”法三十遍,细“吹”法十遍,能除肾家(即肾脏)中的一切冷气和腰疼、膝冷沉重、久立不得、阳道衰弱、耳内蝉鸣及口内生疮等症。是肾家之疾烦热,悉能去之。数数吹去,相继勿绝,疾瘥则止,过多则损。

◎ 肾脏导引法

冬三月行之。其法是:可正坐,以两手耸托,向右引胁三五次,又将手返着膝挽肘,左右同捩(捩,音列,即扭转)身三五次(一说为十五次),以足前后踏，左右各数十次。能去腰肾风邪积聚。

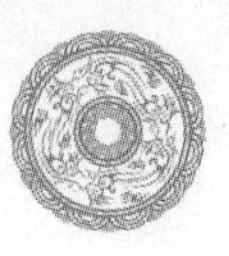

四、冬时养生逸事

冬三月睡眠论

最佳睡眠时段：20：00－8：00

冬季是藏季，这时天干地冻水成冰。人体在此时需要聚集阳气。这时的睡眠应保证每天充足的睡眠时间，事实上，人体在此季已自发调节至睡眠体质，因此很多人在冬季爱睡“懒觉”，这就是身体根据自然环境的变化而做出的一种生理反应。这个季节的睡眠即要“早卧晚起”，“早卧”与秋季同，略。“晚起”是有讲究的，即天明才起。另外，冬季的锻炼也需注意，即无论什么样的锻炼最好不要出汗（当然现代人的条件很好，如果出汗之后，立即洗热水澡也是可以的）。因为冬季的人体无论是精、气还是神其实都是需要储藏，以备不时之需，这时如果出汗其实相当于泄，对身体是有一定的伤害的。而冬季最主要的是要保养肾，肾乃五脏六腑的精气所藏之处。如果肾有了毛病，那会影响到整个人的身体状况。

腊八粥

农历十二月初八，中国汉族地区佛教寺院煮以供佛的粥，叫“腊八粥”。吴自牧《梦粱录》卷六：“此月八日，寺院谓之腊八。大刹等寺俱设五味粥，名曰‘腊八粥’。”腊八粥又名“七宝粥”，十二月初八日为释迦牟尼佛成道日，故寺院取香谷及果实等造粥以供佛。后亦通行于民间。周密《武林旧事》卷三：“八日，则寺院及人家用胡桃、松子、乳蕈、柿、栗之类作粥，谓之‘腊八粥’。”富察敦崇《燕京岁时记·腊八粥》：“腊八粥者，用黄米、白米、江米、小米、菱角米、栗子、红江豆、去皮枣泥等，合水煮熟，外用染红桃仁、杏仁、瓜子、花生、榛穰、松子及白糖、红糖、琐琐葡萄，以作点染。”

清代营养学家曹燕山撰《粥谱》，对腊八粥的健身营养功能讲得详尽、清楚：调理营养，易于吸收，是“食疗”佳品，有和胃、补脾、养心、清肺、益肾、利肝、消渴、明目、通便、安神的作用。这些已都被现代医学所证实。对于老年人说来，腊八粥同样也是有益的美食，但也应注意不宜多喝。其实，

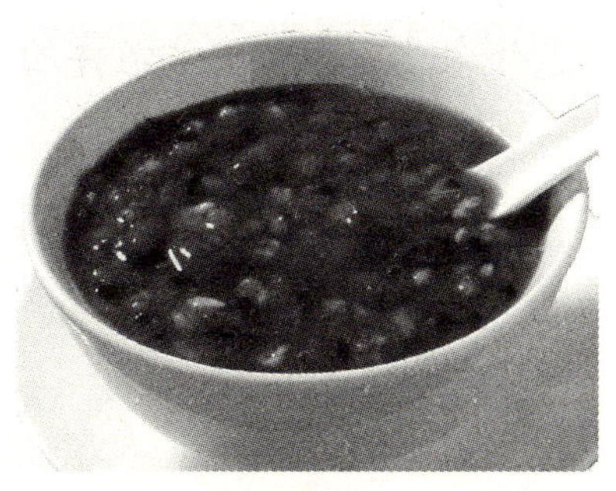
腊八粥

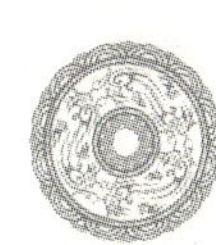

何止是腊八，平素喝粥，对老年人也是大有裨益的。粥的品种也相当多，可因人而异，按需选择，酌情食用。

◎ 做法一

原料：大米50克、黄小米50克、粘黄米50克、糯米50克，秫米(粘高粱米)50克、红小豆100克、莲子100克、桂圆100克、花生米100克、栗子100克、小红枣100克、白糖适量。

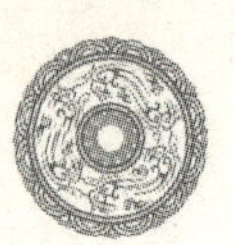

★制作方法：

1. 先将莲子去衣去心放入碗中加水浸没，再放入蒸笼，用旺火蒸约一小时，蒸熟取出备用。

2. 将桂圆去掉皮、核，只要肉；将栗子剥掉壳及衣。

3. 锅内放入适量的水，然后把秫米、红小豆、花生米、小红枣洗干净倒入锅内煮，待煮成半熟时，再将大米、黄小米、粘黄米、糯米洗干净倒入锅内一起煮，待锅开后，再用微火煮。将粥煮熬到七八成熟时，把蒸熟的莲子倒入粥内搅拌均匀，开锅后再煮一会移下火来，盛入清洁消毒的锅内，撒上白糖。

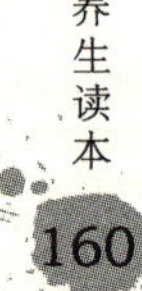

◎ 做法二

原料：红枣、核桃、黑米、香米、玉米、葡萄干、红豆、小米。

★制作方法：

1. 红豆，玉米提前泡三至四小时。

2. 其他材料混合洗净。

3. 所有材料混合放入锅内，加足量水，烧开小火熬成粥即可。用紫砂煲或其他煲粥工具，煮三小时后最好！

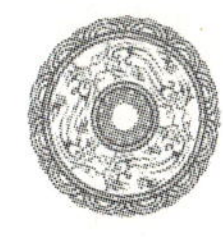

五、养生逐月谈

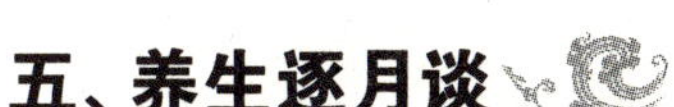

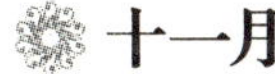

十一月

立冬小雪冬伊始

公历十一月，正处于孟冬之时，也就是中国农历的十月。此月有两个节气，一为立冬，二为小雪。立冬的特点是“一候水始冰，二候地始冻，三候雉入大水为蜃。”这是说：到了立冬的第一候，水开始结冰；过了五天，就是第二候，土地也开始冻结了；再过五天，是第三候，野鸡等大鸟不多见了，此时的海边却见到了外壳和野鸡绒毛色彩线条相似的大蛤，所以古人误认为野鸡到了立冬的第三候潜入大海变成了大蛤。冬，在节气中有终了之意，一年的田间操作又结束了，作物收割之后要收藏起来。立冬一过，黄河中、下游地区开始结冰，各地农民大都开始了农田水利基本建设和其他农事活动。习惯上把立冬这一天当作冬季的开始。

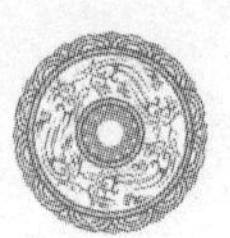

小雪的特点是“**一候虹藏不见，二候天气上腾而地气下降，三候闭塞而成冬。**”这是说：到了小雪的第一候，由于不再有雨，彩虹便不再出现了；过了五日，就是第二候，天空中的阳气上升而回缩，大地的阴气下降了；再过了五日，是第三候，天地闭塞，天地之气不再交融，万物失去了生长的机会，转入冬天的时节。到了小雪节气，气温下降，黄河流域开始降雪，常常雪还不大，所以叫小雪。北方，已进入封冻季节。

心肺气弱养肾脏

公历十一月，是农历的十月，也叫孟冬。冬三月，谓之闭藏。水结成冰，地被冻裂了。生机潜伏，万物蛰藏。人们应当早睡晚起，等待阳光照耀时起床方好，不应轻易地扰动阳气，也不要妄事操劳，要使自己的神志深藏于内，安静自若，就像有个严守的秘密而不外泄，又像得到了渴望很久的东西，把它悄悄的隐藏起来一样。要避寒保温，温养神气，不要使皮肤毛孔开泄出大汗，从而导致身体的阳气不断地损失，这是为了适应冬季的气候，保养身体闭藏功能。违逆了冬天的闭藏之气，就会损伤肾脏，致使提供给春天生长之气的条件不够，到了春季就会发生痿厥的病。

冬三月，宜足暖，不宜戴帽，要冻其脑，如此可不患眩晕之病，省咸增甘，以养心气。

孟冬之月，夜长而致身体内热，宜少食温软之物，食后摇动令消，否则易患成脚气。不要食用猪肉，否则会复发旧病；不要食用生薤，令人多涕唾，增痰水；不要食用獐肉，否则会动气；不要食用猪腰子，不要多吃葱，不要以梨搅热酒饮用，否则令人头旋；不要食用生椒，否则损人血脉；不要食用莼菜，否则衰人面色；

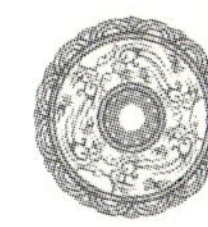

孟冬之月，心、肺气弱，肾气强盛。宜减辛、苦味食品，以养肾脏。不要伤害筋骨，不要出大汗。不要妄用针灸，否则致使血涩而津液不行。

养生花卉禅之芙蓉花

◇花语

纯洁、早熟，代指高洁之士、漂亮、美人。在古诗中常常可以见到它来表达对女性的赞美和欣赏。

孟冬的花代表是芙蓉花，是“芙蓉国里千般态”之月，也可以叫做“芙蓉月”。

◇类属与特征

芙蓉花，为锦葵科木槿属落叶灌木木芙蓉的花蕾。多人工栽培；高丈余，木质不太坚；淡绿色茎叶；有短毛。具长叶柄，叶互生，叶片大，呈阔卵形；径约五寸，三至五裂，裂片呈三角形，边缘有钝齿；基部心形；秋末开花，粉红色花冠，下部为深红色，花瓣五瓣或多数瓣，有一枚雌蕊，多枚雄蕊，萼绿色，五裂，具付萼；蒴果结球形，外被粗长毛。芙蓉原产于中国，有三千年的栽培历史，四川、云南、湖南、广东等地均有分布，成都一带栽培最多，历史悠久，所以成都有“蓉城”之称。芙蓉是成都市市花。自唐代开始，湖南湘江一带也种植木芙蓉，唐末诗人谭用之赞曰：“秋风万里芙蓉国。”由此，湖南省便有

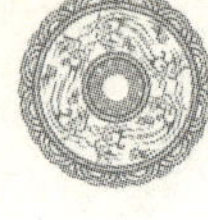

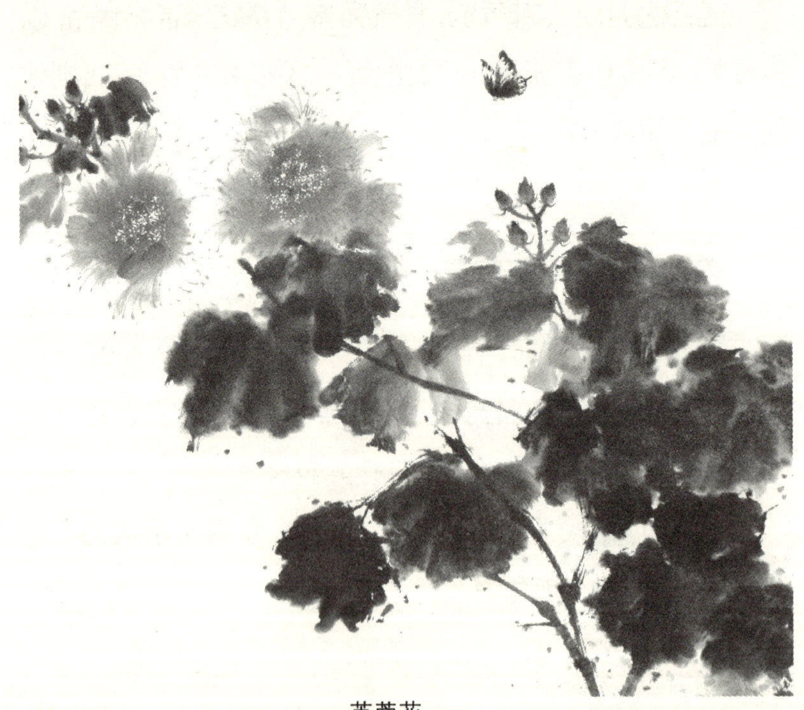

芙蓉花

"芙蓉国"的雅称。一到农历孟冬十月，繁花似锦、光辉灿烂的木芙蓉就像是丽质天成的姑娘，楚楚动人心弦，其花如冰一样明净无瑕，似玉一般润泽生辉。

◇史载药录

木芙蓉，始载明代《本草纲目》。释名地芙蓉（《图经本草》）、木莲（《本草纲目》）、桃木、拒霜、水芙蓉、芙蕖、水芝、菡萏、六月春、水芸、红蕖、水华、溪客、碧环、玉环、鞭蓉、鞭蕖、水旦等。李时珍说："此花艳如荷花，故有芙蓉、木莲之名。八九月始开，故名拒霜。俗呼为桃皮树。"《相如赋》谓之"华木"，注云："皮可为索也。"苏东坡诗云："唤作拒霜犹未称，看来却是最宜霜。"苏颂《图经本草》："有地芙蓉，云出鼎州，九月采叶，治疮肿，盖即此物也。"李时珍说："木芙蓉处处有之，插条即生，小木也。其干丛生如荆，高者丈许。其叶大如桐，有五尖及七尖者，冬凋夏茂。秋半始着花，花类牡丹、芍药，有红者、白者、黄者、千叶者，最耐寒而不落。不结实。山人取其皮为索。川、广有添色拒霜花，初开白色，次日稍红，又明日则深红，先后相间如数色。霜时采花，霜后采叶，阴干入药。"

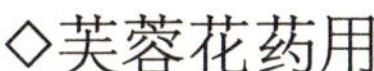

◇芙蓉花药用

（一）性味：芙蓉叶、花，味微辛，性平，无毒。

（二）药用部分：花、叶均可入药。

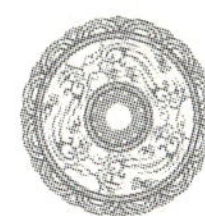

（三）主治与应用：

1.《本草纲目》说：“芙蓉叶、花，清肺凉血，散热解毒，治一切大小痈疽、肿毒、恶疮，消肿、排脓、止痛。芙蓉花并叶，气平而不寒不热，味微辛而性滑涎粘，其治痈肿之功，殊有神效。近时疡医秘其名为清凉膏、清露散、铁箍散，皆此物也。其方治一切痈疽发背，乳痈恶疮，不拘已成未成，已穿未穿。并用芙蓉叶，或根皮，或花，或生研，或干研末，以蜜调涂于肿处四围，中间留头，干则频换。初起者，即觉清凉，痛止肿消；已成者，即脓聚毒出；已穿者，即脓出易敛，妙不可言。或加生赤小豆末，尤妙。”

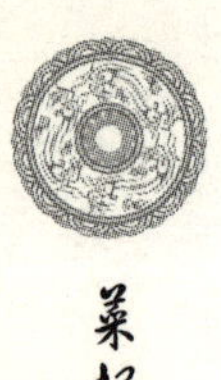

2. 久咳羸弱——九尖拒霜叶为末，以鱼鲊蘸食，屡效。源自危氏《得效方》。

3. 赤眼肿痛——芙蓉叶末，水和，贴太阳穴。名清凉膏。源自《鸿飞集》。

4. 经血不止——拒霜花、莲蓬壳等分。为末。每用米饮下二钱。源自《妇人良方》。

5. 偏坠作痛——芙蓉叶、黄柏各三钱，为末。以木鳖子仁一个磨醋，调涂阴囊，其痛自止。源自《简便方》。

6. 杖疮肿痛——芙蓉花叶研末，入皂角末少许，鸡子清调，涂之。源自《方广附余》。

7. 痈疽肿毒——重阳前取芙蓉叶研末，端午前取苍耳烧存性研末，等分，蜜水调，涂四围，其毒自不走散。名铁井阑。源自《简便方》。

8. 疔疮恶肿——九月九日采芙蓉叶阴干为末，每以井水调贴。次日用蚰蜒螺一个，捣涂之。源自《普济方》。

9. 头上癞疮——芙蓉根皮，为末。香油调敷。先以松毛、柳枝煎汤洗之。源自傅滋《医学集成》。

10. 汤火灼疮——油调芙蓉末，敷之。源自《奇效方》。

11. 灸疮不愈——芙蓉花研末，敷之。源自《奇效方》。

12. 一切疮肿——木芙蓉叶、菊花叶，同煎水，频熏洗之。源自《多能鄙事》。

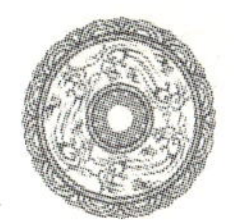

◇芙蓉花观赏

《遵生八笺》说："芙蓉花（四种），有数种，惟大红千瓣、白千瓣、半白半桃千瓣、醉芙蓉、朝白午桃红晚改大红者，佳甚。不必分根，在十一月中，将嫩条剪下，砍作一尺一条，向阳地上掘坑埋之，仍以土掩，至正月后，起条，遍插水边林下，无不活者。当年即花。"（上文今语：芙蓉花，有多种，惟有大红千瓣、白千瓣、半白半桃千瓣、醉芙蓉、朝白午桃红晚改大红的芙蓉花最好。种植时不必分根，方法是在十一月中，将嫩条剪下，砍作一尺一条，向阳地上挖坑埋上，用土盖。到正月后起条，插在水边、林下，均会成活。当年就会开花。）

宋代《岭外代答》说："添色芙蓉花，晨开正白，巳午微红，夜深红。"欧阳文忠公《牡丹谱》："有添色红，与此同意。此花枝条，终冬不枯，有高出屋者。"

十二月

大雪冬至数九天

公历十二月，正处于仲冬之时，也就是中国农历的十一月。此月有两个节气，一为大雪，二为冬至。大雪的特点是“**一候鹖鸟不鸣，二候虎始交，三候荔挺生。**”这是说：到了大雪的第一候，由于天气很寒冷了，寒号鸟也不再鸣叫；过了五天，就是第二候，阴气处于最强盛的时候了，阳气开始萌动，老虎有了求偶的行为；再过五天，是第三候，兰草因阳气所感而抽出新芽。大雪前后，黄河流域一带渐渐有了积雪；而此时的北方，却是“**千里冰封，万里雪飘**”的寒冬景象了。

冬至的特点是“**一候蚯蚓结，二候麋角解，三候水泉动。**”这是说：到了冬至的第一候，由于天气寒冷，蚯蚓依然蜷缩在过冬的巢穴里；过了五天，就是第二候，因为感受到阳气上升，属阴的麋角从其头上渐渐脱落下来；又过了五天，是第三候，山里的水泉可以流动，并渐渐温热起来。冬至这一天，阳光几乎直射在南回归线，北半球白天最短，黑夜最长，开始进入数九寒天。天文学上规定，这一天是北半球冬季的开始。冬至以后，阳光直射位置渐渐地向北移动，北半球的白天也就渐渐长了起来，谚语说：“**吃了冬至面，一天长一线。**”

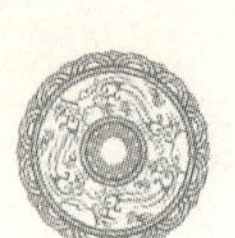

助肺安神补脾胃

公历十二月，是农历的十一月，也叫仲冬。寒气方盛，不要使身体伤于冰冻，不要用火烤腹、背，不要在很温暖的地方久久停留，慎避贼邪之风，否则令人面部肿胀、腰脊强痛。不要食用焙肉。不要发掘蛰藏之物，以顺应自然规律。不要食用猬肉，否则伤人神魂；不要食用貉肉，否则伤人神魂；不要食用螺、蚌、蟹、鳖等肉，否则损人元气，长尸虫；不要食用经夏的黍米、中脯、腊肉，否则成水癖病。不要食用生菜，否则促使旧病复发，且令人心痛；不要食用薤，否则令人多涕唾；不要食用黄鼠肉、雁肉，否则损人神气；不要食用獐肉，否则会动气；不要食用经霜苹果，否则令人面无光泽。不要食用经夏醋，否则发头风症，成水病。

仲冬之月，肾脏正旺，心、肺衰弱，宜增苦绝咸，助肺安神，补理脾胃。

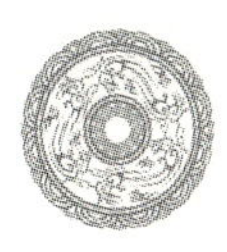

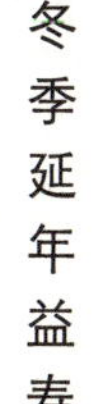

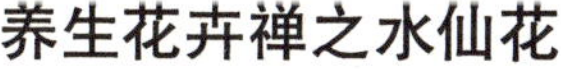

养生花卉禅之水仙花

◇花语

敬意、纯洁、吉祥。在西方，水仙花的意译是“恋影花”，花语是坚贞的爱情，引伸义是对爱情的诚挚。

仲冬的花代表是水仙花，是“水仙凌波开”之月，也可以叫做“水仙月”。

◇类属与特征

水仙花，属石蒜科多年生草本植物水仙的花朵。具鳞茎；叶扁平，阔线形，先端钝；冬季抽花茎，近顶端有膜质苞片，苞开后放出花数朵，排列成伞形花序，花白色，芳香，内部黄色杯状突起物，称为副冠；约有40多个品种，主要产于欧洲。中国水仙花产于温暖的浙江、福建等地，尤以福建漳州为最。主要有两种品系，一是单瓣型，花被6裂，称“金盏银台”；二是重瓣型，花被12裂，称“玉玲珑”。为冬季室内的观赏植物。

◇史载药录

水仙花，明代《本草纲目》引自《会编》。释名金盏银台。又名天葱、雅蒜、凌波仙子。李时珍说：“此物宜卑湿处，不可缺水，故名水仙。金盏银台，花之状也。”陆机说：“水仙花叶似蒜，其花香甚清。九月初栽于肥壤，则花茂盛，瘦地则无花。五月初收根，以童尿浸一宿，晒干，悬火暖处。若不移宿根更旺。”李时珍说：“水仙丛生下湿处。其根似蒜及薤而长，外有赤皮裹之。冬月生叶，似薤及蒜。春初抽茎，如葱头。茎头开花数朵，大如簪头，状如酒杯，

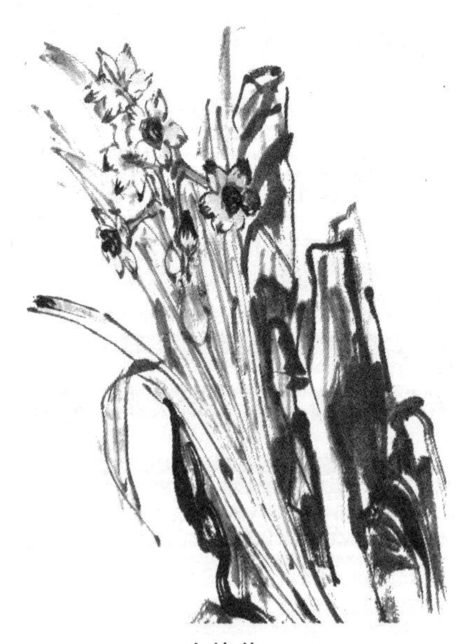

水仙花

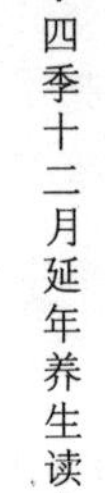

五尖上承，黄心，宛然盏样，其花莹韵，其香清幽。一种千叶者，花皱，下轻黄而上淡白，不作杯状，人重之，指为真水仙，盖不然，乃一物二种尔。亦有红花者。”段成式《酉阳杂俎》说：“捺祇出拂林国，根大如鸡卵，苗长三四尺，叶似蒜叶，中心抽条，茎端开花，六出红白色，花心黄赤，不结子，冬生夏死。取花压油，涂身去风气。据此形状，与水仙仿佛，岂外国名谓不同耶？”

水仙全草有毒，鳞茎部分更具，误食会导致消化道和循环系统患病，严重时会发生休克、麻痹至死，故在保存其鳞茎时要特别小心。

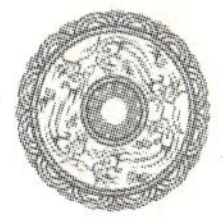

◇水仙花药用

（一）性味：水仙花根，味苦、微辛，性滑，寒，无毒。

（二）药用部分：花、根均可入药。

（三）主治与应用

1.《本草纲目》说：“水仙花，主治痈肿及鱼骨哽。”

2. 水仙花，清热解毒，消肿散结，香肌去风。

3.《卫生易简方》说：“水仙花，作香泽，涂身理发，去风气。”

4. 妇人五心发热——水仙花同干荷叶、赤芍药等分，为末，白汤每服二钱，热自退也。源自《卫生易简方》）。

5. 痈疖疔毒、腮腺发炎，初起时红肿热痛者——水仙花（或鳞茎）三钱，水煎，每剂分两次服。配合外用水仙花及鳞茎（均为鲜者）捣烂敷于患处。源自民间验方。

6. 鱼骨鲠——取水仙花的鳞茎三钱，水煎，呷一口含片刻，然后再慢慢服下，分多次含且缓饮之。源自民间验方。

◇水仙花观赏

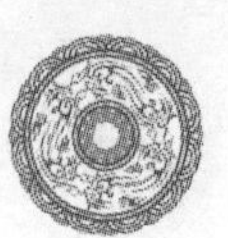

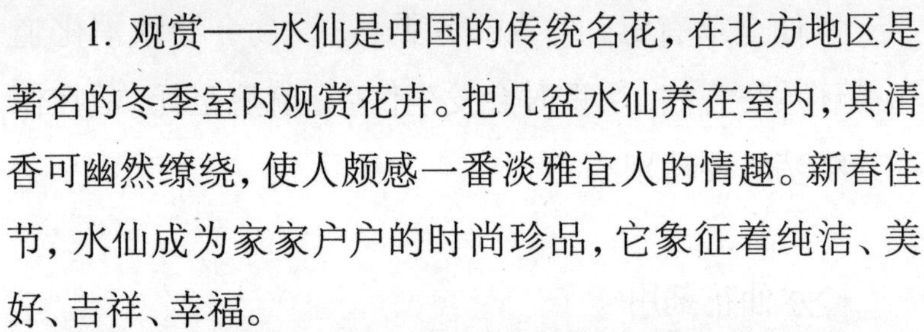

1. 观赏——水仙是中国的传统名花，在北方地区是著名的冬季室内观赏花卉。把几盆水仙养在室内，其清香可幽然缭绕，使人颇感一番淡雅宜人的情趣。新春佳节，水仙成为家家户户的时尚珍品，它象征着纯洁、美好、吉祥、幸福。

2. 选购——应选其鳞茎为深褐色、外层膜完好明亮、个体大、扁阔、表皮纵条纹之间距离较宽，而且带护根泥、鳞茎球未长出新根的、实而不空、有弹性（可用拇指和食指捏住鳞茎球的前后，稍加压力来体会），此样鳞茎质量为佳。

《遵生八笺》说：“水仙花（二种），单瓣者，名水仙。千瓣者，名玉玲珑。又以单瓣者名金盏银台。因花性好水，故名水仙。单者，叶短而香，可爱，用以盆种上几。其法云：五月不在土，六月不在房，栽向东篱下，花开朵朵香。五月取起，以人溺浸一月，六月近灶处置之，七月种，则有花。甚不然也，余曾为之无验。且杭之近江水处，菜户成林种者，无枝不花，未尝用此法也。惟土近卤咸则花茂。”（上文今语：水仙花，有二种。单瓣的，名叫水仙。多瓣的，名叫玉玲珑。单瓣的水仙，又名金盏银台。因为花性好水，故名水仙。单瓣的水仙，叶子短，花香，可爱，用盆栽种，可放在茶几上。栽种水仙的基本方法是：五月不在土，六月不在房，栽向东篱下，花开朵朵香。五月把水仙取起，用人尿浸一个月，到六月把它放在靠近灶的地方，七月栽种，便会有花。实际上不会是这样的，我曾经用上述方法试验过，没有得到所说的效果。并且在杭州近江水处，菜户栽种成林的水仙，每个枝条上都开有花，并未用上面所说的方法。土质近卤咸性则花会开得很茂盛。）

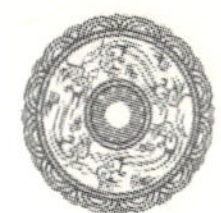

宋代黄庭坚《水仙花》诗云：“凌波仙子生尘袜，水上轻盈步微月。是谁招此断肠魂，种作寒花寄愁绝。含香体素欲倾城，山矾是弟梅是兄。坐对真成被花恼，出门一笑大江横。”

近代秋瑾《水仙花》诗云：“洛浦凌波女，临风倦眼开。瓣疑是玉盏，根是谪瑶台。嫩白应欺雪，清香不让梅。余生有花癖，对此日徘徊。”

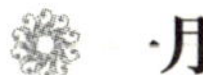

·月

小寒大寒最冷时

公历一月，正处于季冬之时。此月有两个节气，一为小寒，二为大寒。小寒的特点是“一候雁北乡，二候鹊始巢，三候雉始雊（雊，音够，即雉鸡叫。古人有云：“雉之朝雊，尚求其雌”）。”这是说：小寒虽是冷气积久成寒，但是此时阳气已动。在小寒的第一候，作为候鸟的大雁开始顺应大自然阴阳的气候变化，向北方迁移。过了五天，到了第二候，这个时候到处可以见到喜鹊在顺应阳气的萌动开始筑巢。又过了五天，到了第三候，此时的鸡类动物也顺应着阳气的升发而鸣叫起来。

大寒是一年中最冷的时候。其特点是“**一候鸡始乳，二候鸷鸟厉疾，三候水泽腹坚。**”这是说：到了大寒的第一候，就可以孵小鸡了。过了五天，进入第二候，凶猛的鸟，如鹰、雕、枭等正处在捕食能力最强的阶段中。又过了五天，进入第三候，冰已经冻到水的中央，是取冰为用的最好时候。谚语说：“**小寒近腊月，大寒整一年。**”

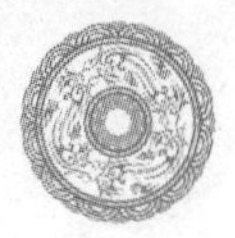

补心助肺养胃气

公历一月，是中国农历的十二月，名为季冬。天地闭塞，阳气潜伏起来，阴气浩浩荡荡如入无人之境。万物也在顺应着季节的变化，因寒冷而以伏藏的方法来养生。此月要防冻，穿戴上要保暖，不要出大汗，这样能助养胃气。因为胃最怕寒，保暖是养胃的方法之一。由于一月天气过冷，为了使身体适应性更强一些，就不要长期处于太暖的地方，省得外出时身体适应不了。尽量避免在大雪中停留，免伤于寒邪之气。此月不要食用牛肉、猪肉，免伤心神和脏腑之气。不要吃鸡肉，否则多发痼疾。不要食用蟹、鳖、虾、蚌、磷虫之物，免损神气。不要吃霜打了的果实和蔬菜，以免使脸部颜色暗淡。不要吃生薤，以免增加痰饮之疾，令人多涕唾。不要食用生椒，因为会伤人血脉。不要食用葵菜，否则会导致饮食不化和旧病复发。不要食用生蓼，否则必患痼疾，面起游风之病。不要食用虎、豹、狸肉，否则会令人神魂不安。

一月份肺气微弱，肾脏正旺，在食味上可减咸甘，增苦味，补心助肺，调理肾脏，安养神气。治病宜小宣，不宜全补。慎避邪风，不要伤及筋骨。不要偏重针灸，否则会血涩而津液不行。一月宜早起夜卧，以缓形体和神气。

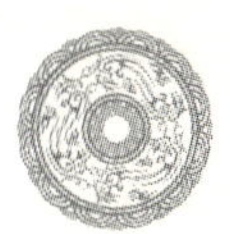

养生花卉禅之腊梅花

◇花语

富于慈爱、依恋、爱恋。

季冬的花代表是腊梅，是“腊梅报春来”之月，也可以叫做“腊梅月”。

◇类属与特征

腊梅花，为腊梅科腊梅属落叶或半常绿灌木腊梅的花蕾。树干高2米~4米，丛生，黄褐色；单叶对生，长椭圆状卵形至卵状披针形，全缘，叶面有硬毛，具叶柄；花单生在一二年生枝条的叶腋处，花梗很短，冬季落叶后开花，蜡黄色花朵，芳香，略有光亮，似蜡质；花蕾外有许多覆瓦状鳞片，花被呈纯黄色或深黄色，外轮的花瓣较大，内轮的花瓣较短，内轮花被具深红紫条纹或红浓紫条纹。腊梅原产于中国湖北西部、河南大别山、桐柏山等地，为中国特产花木之一，变种和品种较多，有红心腊梅、馨口腊梅、素心腊梅、小花腊梅等。据赵天榜《中国腊梅》一书所载，腊梅有4个品种群，12个品种型，165个品种。它们中间有纯黄色、金黄色、淡黄色、墨黄色、紫黄色，也有银白色、淡白色、雪白色、黄白色，花蕊有红、紫、洁白等。其中最佳的要数河南鄢陵县的鄢陵腊梅，有"鄢陵腊梅冠天下"之誉，代表品种有"素心腊梅"。《鄢陵文献志》称"鄢陵素心腊梅"，其心洁白，浓香馥郁。因其花开时不全张开且张口向下，似"金钟吊挂"，故又名金钟梅。

腊梅耐旱，稍耐荫，较耐寒，喜阳光，怕风，忌湿涝。

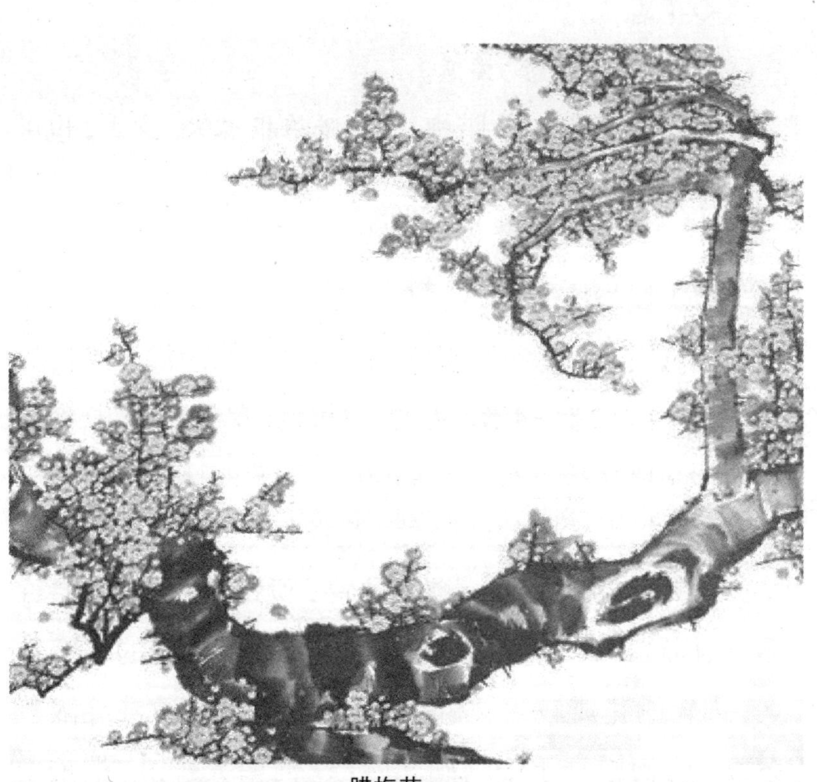

腊梅花

适宜在深厚肥沃和排水良好的中性或微酸性砂质壤土中生长。采用嫁接、扦插和分株等方法繁殖，以嫁接繁殖为主，嫁接用实生苗或分株苗作砧木，进行切接或芽接。腊梅发枝力强，为了保持美观的树姿，栽培中需要修剪。寿命长，可长命百岁。

◇史载药录

腊梅，载入明代《本草纲目》，释名黄梅花。李时珍说："此物本非梅类，因其与梅同时，香又相近，色似蜜蜡，故得此名。腊梅小树，丛枝尖叶。种凡三种：以子种出不经接者，腊月开小花而香淡，名狗蝇梅；经接而花疏，开时含口者，名磬口梅；花密而香浓，色深黄如紫檀者，名檀香梅，最佳。结实如垂铃，尖长寸余，子在其中。其树皮浸水磨墨，有光采。"

《姚氏残语》又称腊梅为寒客。腊梅花开春前，为百花之先，尤其是虎蹄梅，农历十月放花，故称早梅。腊梅先开花，后生叶。花开时枝干枯瘦，故名干枝梅。腊梅花开之日正是瑞雪飞扬的时节，赏腊梅常在雪后踏雪而至，故名雪梅。因腊梅花入冬初放，冬尽而结实，一直与冬天相伴，故名冬梅。腊梅与梅不同科，梅属蔷薇科。

◇腊梅花药用

（一）性味：腊梅花，味辛，性温，无毒。

（二）药用部分：花、皮、叶、根均可入药。

（三）主治与应用：

1.《本草纲目》说：“**腊梅花，解暑生津。**”

2. 风火赤眼——腊梅花、杭菊花各三钱，蜂蜜五钱。二花用水煎好后，调入蜂蜜即可饮服。源自民间验方。

3. 暑热口渴——腊梅花、扁豆花各三钱，鲜荷叶五钱，冰糖适量。二花一叶水煎好后，加冰糖化开即可饮用。源自民间验方。

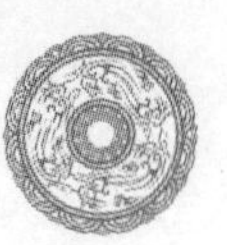

4. 咽喉肿痛——腊梅花、大青叶、青果各三钱，胖大海二钱。水煎服之。源自民间验方。

5. 久咳——腊梅花三钱，开水冲泡，代茶饮。源自民间验方。

◇腊梅花饮食

1.《救荒本草》记载：“**腊梅花，味甘，微苦，采花炸熟，水浸淘净，油盐调食。**”可解暑生津。

2. 腊梅鱼头汤——腊梅花九十朵，鱼头一斤半，调料适量，鸡清汤四斤。水炖清洗干净的鱼头，加入调料，鱼头烂熟，放入腊梅花瓣，再沸二三次即可食用。可健脑、生津、清热、强身。源自民间药膳方。

3. 腊梅豆腐汤——腊梅花五六朵，熟豆油半斤，豆腐、香菜、葱丝、精盐、胡椒粉各适量。先油炸切好的豆腐，呈黄色，取出。留少许油，放入葱丝略炒，加水和炸好的豆腐，炖十分钟，放入胡椒粉、腊梅花、盐，再一二沸，出锅时加香菜、味精调味。此汤补中益气、清热润燥、生津止渴、清洁肠胃。源自民间药膳方。

4. 腊梅花茶——新鲜腊梅花或干腊梅花七八朵，用沸水冲泡饮之。腊梅花茶可清肝明目、疏利咽喉，适用于咽喉肿痛、头痛、口臭等症。源自民间药膳方。腊梅花味微甘、辛、凉，可开胃散郁，解暑生津，解毒生肌，止咳。对热病烦渴、气郁胃闷、暑热头晕、咳嗽、呕吐等病症有一定疗效。

5. 腊梅花饮——腊梅花适量，水煎饮之。可清热解毒，适宜给婴儿饮服。

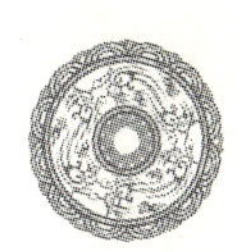

◇腊梅花观赏

腊梅花色美丽，香气馥郁，常为庭园观赏之品，可成丛或成片栽植，或作盆景材料、室内插花。

《遵生八笺》说："腊梅花（三种），今之狗英腊梅，亦香。但腊梅惟圆瓣如白梅者佳，若瓶一枝，香可盈室。余见洪忠宣公山庭有之，后竟灭殁。今之圆瓣腊梅，皆如荷花瓣者，瓣有微尖，仅免狗英则可。客云：'楚中荆襄产者最佳。'想忠宣宅中，亦得自彼处，故今不复见也。"（上文今语：腊梅花（三种），今之狗英腊梅，亦香。但腊梅惟圆瓣如白梅者佳，若瓶一枝，香可盈室。余见洪忠宣公山庭有之，后竟灭殁。今之圆瓣腊梅，皆如荷花瓣者，瓣有微尖，仅免狗英则可。客云："楚中荆襄产者最佳。"想忠宣宅中，亦得自彼处，故今不复见也。）

《闲情偶寄》说："腊梅者，梅之别种，殆亦共姓而通谱者欤？然而有此令德，亦乐与联宗。吾又谓别有一花，当为腊梅之异姓兄弟，玫瑰是也。气味相孚，皆造浓艳之极致，殆不留余地待人者矣。人谓过犹不及，当务适中，然资性所在，一往而深，求为适中，不可得也。”（上文今语：腊梅，是梅花的另类品种，大概也是同姓同谱吧？然而有此令德，也乐于和它有关联。我看别有一花，当是腊梅的异姓兄弟，即玫瑰。它们气味相孚，都能达到浓艳的极致，待人不留余地。人说过犹不及，当务适中，然而资性所在，一往而深，求为适中，不可能呀。）

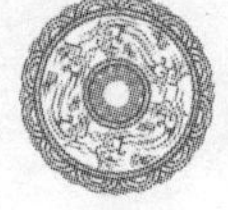

宋代董嗣杲《腊梅花》诗云：“刚条簇簇冻蝇封，劲叶将零傲此冬。磬口种奇英可嚼，檀心香烈蒂初镕。根依阳地春风透，瓶倚晴窗日气浓。一样黄昏疏影处，悬知水月不相容。”

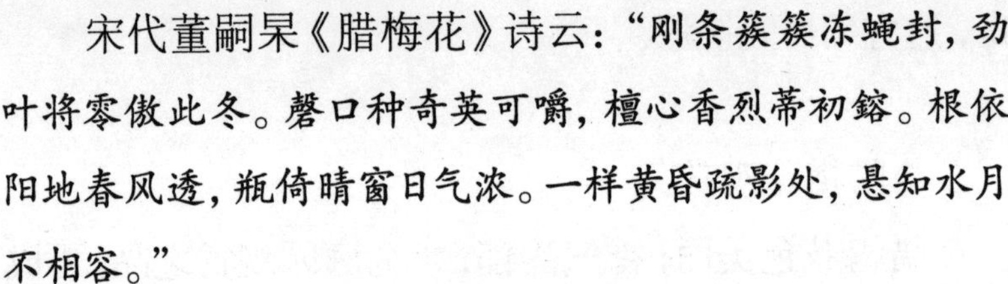

附录：日常养生禅

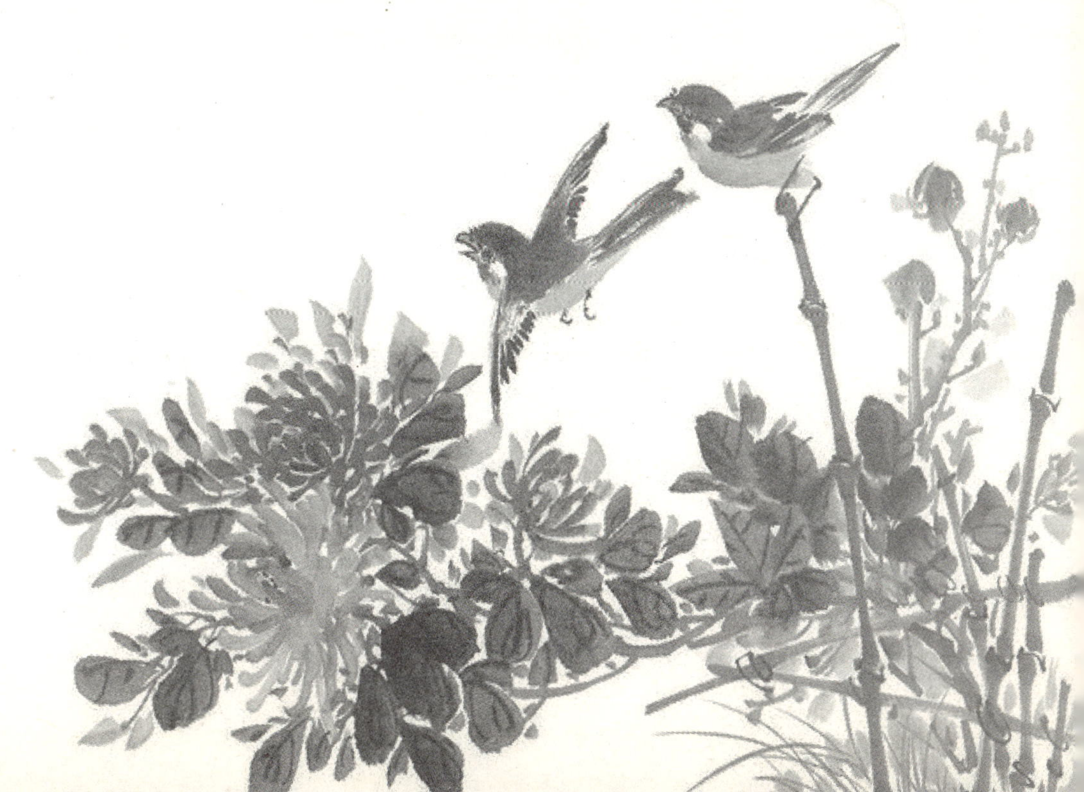

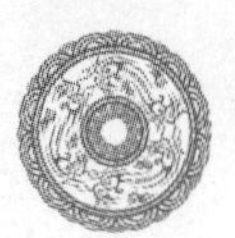

《寿世传真》徐文弼（清）

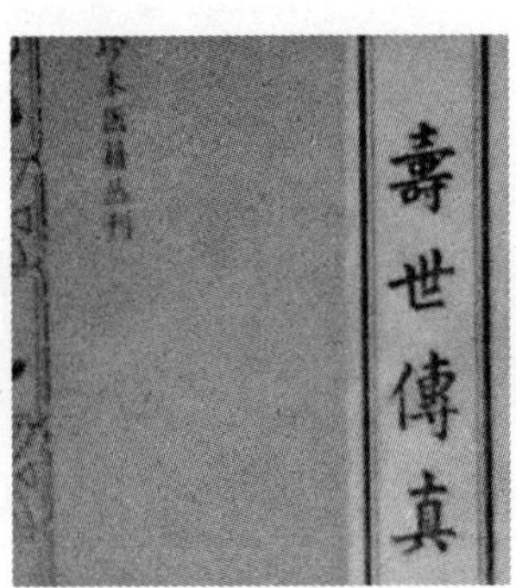

《寿世传真》

《十要》

1. 面要常擦——如前擦面之功，能使容颜光泽，故要常擦。道家谓之修神庭。

2. 目要常揩——每静时能常闭目，用两大指背，两相磨擦，揩眼使去火，永无目疾，故要常揩。

3. 耳要常弹——即鸣天鼓。可免耳患，故要常弹。

4. 齿要常叩——齿喜动，故要常叩。

5. 背要常暖——肺系近背，暖则不受风寒，故要 常暖。

6. 胸要常护——胸即心窝，故要常护。

7. 腹要常摩——歌云：食后徐行百步多，手摩脐腹食消磨。故要常摩。

8. 足要常搓——如前足功，搓脚底涌泉穴，能去风湿，健步履，故要常搓。

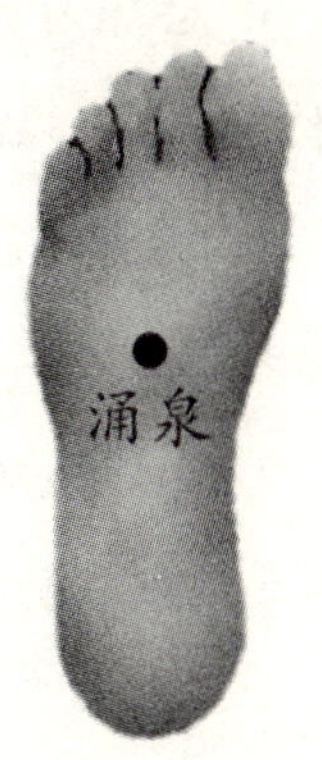

涌泉穴位图

9. 津要常咽——如前舌功，常取津液满口，声咽之，能宣通百脉，故要常咽。

10. 睡要常曲——仰面伸足睡，恐失精，故宜侧曲。又曰：睡则气滞于百节，养生家睡宜缩，觉宜伸。

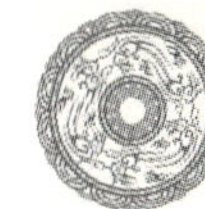

《十忌》

1. 忌早起科头——早多风露之气，科头（即不戴帽子）则寒邪入脑，故忌之。

2. 忌阴室贪凉——无阳照之室，阴气重，伤人，故忌之。

3. 忌湿地久坐——潮湿气主生疮毒，故忌之。

4. 忌冷着汗衣——汗衣湿后必冷，着之则侵背伤肺，故忌之。

5. 忌热着晒衣——久晒之衣，有热毒，未经退热即着在身，必受毒，故忌之。

6. 忌出汗扇风——汗出时毛窍俱开，扇则风邪侵入，故忌之。

7. 忌灯烛照睡——神不安，故忌之。

8. 忌子时房事——阳初生而顿灭，一度胜十度，故忌之。

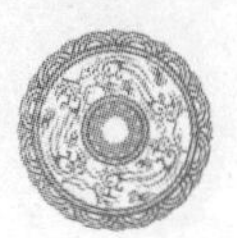

9. 忌夏月凉水抹簟，冬月热火烘衣——冷水受湿，热火受毒，取快一时，久必生病，故忌之。

10. 忌久观场演剧——久视、久听，则神与精俱伤，故忌之。

《十八伤》

1. 久视伤精——目得血能视，精由血化，故伤精。

2. 久听伤神——神滋于肾，肾通窍于耳，故伤神。

3. 久卧伤气——卧时张口散气，合口壅气，故伤气。《混元经》说：睡则气滞于百节（觉与阳合，寐与阴并，觉多则魂强，寐久则魄壮，魂强者生之人，魄壮者死之徒也）。

4. 久坐伤脉——脉宜运动，坐则不舒展，故伤脉。

5. 久立伤骨——立以骨干为用，故伤骨。

6. 久行伤筋——行以筋力为用，故伤筋。

7. 暴怒伤肝——肝属木，怒如暴风动摇，故伤肝。又，肝主血，肝伤则血不荣，必筋痿。

8. 思虑伤脾——思虑时，脾必运动，太过则脾倦，故伤脾。

9. 极忧伤心——心属火，于味主苦，忧则苦甚，故伤心。

10. 过悲伤肺——肺属金、主声音，悲苦久则声哑，故伤肺。

11. 过饱伤胃——饱食运化难消，故伤胃。

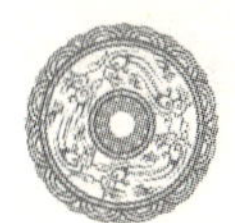

12. 多恐伤肾——肾属水，主北方黑色，人受惊恐则面黑，故伤肾。

13. 多笑伤腰——笑时必肾转牵腰动，故伤腰。

14. 多言伤液——言多则口焦舌苦，故伤液。

15. 多唾伤津——津生于华池，散为润泽，灌溉百脉，唾则损失，故伤津。又，《训典》说：津不吐，有则含以咽之，使人精气留而自光。

16. 多汗伤阳——汗多亡阳，阳随汗出，故伤阳。

17. 多泪伤血——血藏于肝，哭泣多则肝损目枯，故伤血。

18. 多交伤髓——人之阳物，百脉贯通，及欲火动而行事，撮一身血髓至于命门，化精以泄。不知节欲，致骨髓枯竭，真阳无寄，如鱼之失水以死。

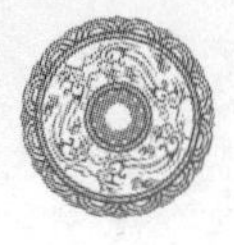

《大藏经》(佛教)

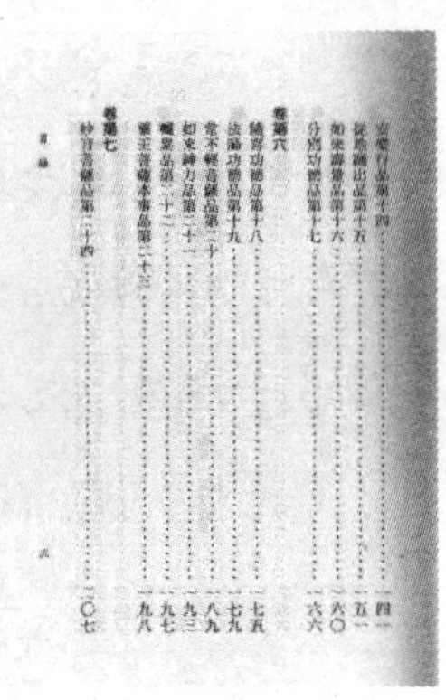

《大藏经》

《百病歌》

喜怒偏执是一病,忘义取利是一病。好色坏德是一病,专心系爱是一病。

纵欲无理是一病,纵贪蔽过是一病。毁人自誉是一病,擅变自可是一病。

轻口喜言是一病,快意逐非是一病。以智轻人是一病,乘权纵横是一病。

非人自是是一病，侮易孤寡是一病。以力胜人是一病，威势自胁是一病。

语欲胜人是一病，贷不念偿是一病。曲人自直是一病，以直伤人是一病。

与恶人交是一病，喜怒自伐是一病。愚人自贤是一病，以功自矜是一病。

诽议名贤是一病，以劳自怨是一病。以虚为实是一病，喜说人过是一病。

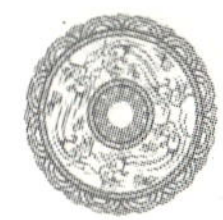

以富骄人是一病，以贱讪贵是一病。谗人求媚是一病，以德自显是一病。

以贵轻人是一病，以贪妒富是一病。败人成功是一病，以私乱公是一病。

好自掩饰是一病，危人自安是一病。阴阳嫉妒是一病，激厉旁悖是一病。

多憎少爱是一病，坚执争斗是一病。推负着人是一病，文拒钩锡是一病。

持人长短是一病，假人自信是一病。施人望报是一病，无施责人是一病。

与人追悔是一病，好自怨憎是一病。好杀虫畜是一病，蛊道厌人是一病。

毁訾高才是一病，憎人胜己是一病。毒药酖饮是一病，心不平等是一病。

以贤唝嗃是一病，追念旧恶是一病。不受谏谕是一病，内疏外亲是一病。

投书败人是一病，笑愚痴人是一病。烦苛轻躁是一病，擿槌无理是一病。

好自作正是一病，多疑少信是一病。笑颠狂人是一病，蹲踞无礼是一病。

丑言恶语是一病，乖戾自用是一病。好喜嗜笑是一病，当权任性是一病。

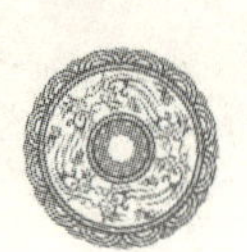

诡谲谀谄是一病，嗜得怀诈是一病。两舌无信是一病，乘酒凶横是一病。

骂詈风雨是一病，恶言好杀是一病。杀人堕胎是一病，干预人事是一病。

钻穴窥人是一病，不惜怀怨是一病。负债逃走是一病，背向异词是一病。

喜抵悍戾是一病，探巢破卵是一病。故迷误人是一病，调戏必固是一病。

惊胎损形是一病，水火败伤是一病。笑盲聋哑是一病，乱人嫁娶是一病。

教人擿槌是一病，教人作恶是一病。含祸离爱是一病，唱祸道非是一病。

见货欲得是一病，强夺人物是一病。轻慢老小是一病。恶态丑对是一病。

此为百病也。人能一念，除此百病。日逐检点，使一病不作，决无灾害、痛苦、烦恼、凶危。不惟自己保命延年，子孙百世，永受其福矣。

《孙真人卫生歌》

孙思邈，唐代著名道士，医药学家，人称“药王”、孙真人，京兆华原（今陕西耀县）人。自幼聪颖好学，自谓“幼遭风冷，屡造医门，汤药之资，罄尽家产”。孙思邈为古今医德医术一流的名家，尤其对医德的强调，为后世的习医、业医者传为佳话。其著作有《千金要方》、《千金翼方》、《大医精诚》、《摄养论》、《太清丹经要诀》、《枕中方》等三十余种。

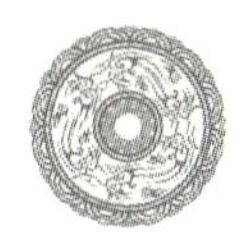

天地之间人为贵，手象天兮足象地。父母遗体能宝之，洪范五福寿为最。

卫生切要知三戒，大怒大欲并大醉。三者若还有一焉，须防损失真元气。

欲求长生须戒性，火不出兮心自定。木还去火不成灰，人能戒性还延命。

贪欲无穷忘却精，用心不已失元神。劳形散尽中和气，更仗何因保此身。

心若太费费则劳，形若太劳劳则怯。神若太伤伤则虚，气若太损损则绝。

世人欲识卫生道，喜乐有常嗔怒少。心诚意正思虑除，顺理修身去烦恼。

春嘘明目夏呵心，秋呬冬吹肺肾宁。四季长呼脾化

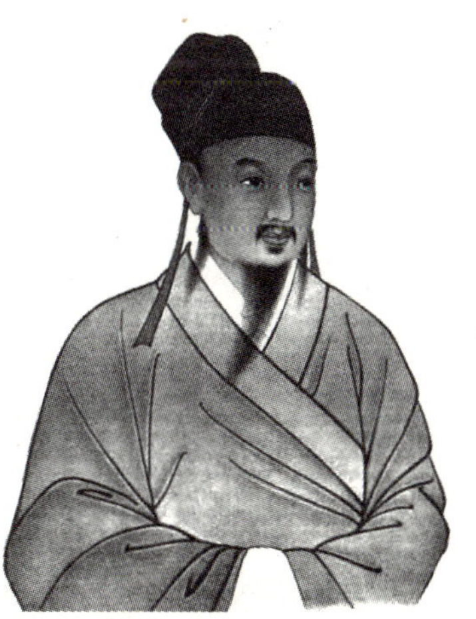

孙思邈像

食，三焦嘻出热难停。

发宜多梳气宜炼，齿宜数叩津宜咽。子欲不死修昆仑，双手揩摩常在面。

春月少酸宜食甘，冬月宜苦不宜咸。夏月半辛聊减苦，秋来辛减少加酸。

冬月大寒甘略戒，自然五脏保平安。若能全减身健康，滋味能调少减缠。

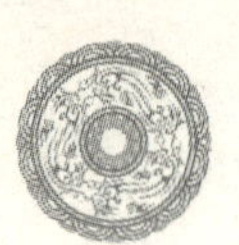

春寒莫使绵衣薄，夏月汗多须换著。秋令觉冷渐加添，莫待疾生才人药。

唯有夏月难调理，伏阻碍内忌冰水。瓜桃生冷宜少餐，免致秋来生疟痢。

心旺肾衰色宜避，养精固肾当节制。常令肾实不空虚，日食须知忌油腻。

太饱伤神饱伤胃，太渴伤血多伤气。饥餐渴饮莫太过，免至膨脝损心肺。

醉后强饮饱强食，去此二者不生疾。人资饮食以养生，去其甚至自安逸。

食后徐行百步多，手摩脘腹食消磨。认半灵根灌清水，丹田浊气切须呵。

饮酒可以陶情性，剧饮过多防百病。肺为毕盖尚受伤，咳嗽劳神能伤命。

慎勿将盐去点茶，分明引贼入人家。下焦虚冷令人瘦，伤肾伤脾防风加。

坐卧防风吹脑后，脑后受风人不寿。更兼醉饱卧风中，风入五内成灾咎。

雁有序兮犬有义，黑鱼朝北知臣礼。人无礼义反食之，天地鬼神俱不喜。

养体须当节五辛，五辛不节反伤身。莫教引动虚阳发，精竭容枯百病侵。

不问在家并在外，若遇迅雷风雨大，急宜端肃畏天威，静坐澄心须谨戒。

恩爱牵缠不自由，利名萦绊几时休。放宽些子留余福，免致中年早白发。

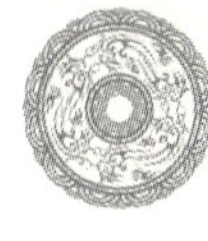

顶天立地非容易，饱食暖衣宁不愧。思量难报罔极恩，朝夕焚香拜天地。

身要永寿事如何，胸次平夷积善多。惜命惜身更惜气，请君熟玩卫生歌。

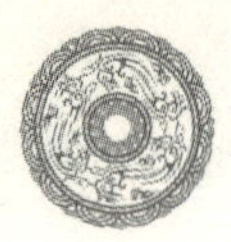

《益龄禅》周履靖(明)

《养六余》

齿乃骨之余，频叩以宜骨气。

发乃血之余，一日一梳，活血气。

耳乃肾之余，频揉以补肾气。

顶乃髓之余，善固以暖髓。

爪乃筋之余，勿剪以全筋气。

语乃气之余，少语以养气。

《十二事》

不求，无谄无曲。不执，可圆可方。

常默，元气不散。少思，慧烛内光。

不怒，神思安畅。不恼，心地清凉。

不贪，便是富贵。不动，何惧公法。

味绝，灵泉自降。志定，真息自调。

魂自死，方能神活。魄散灭，方得荣昌。

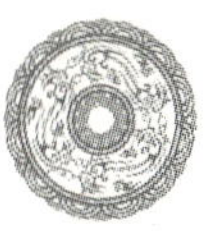

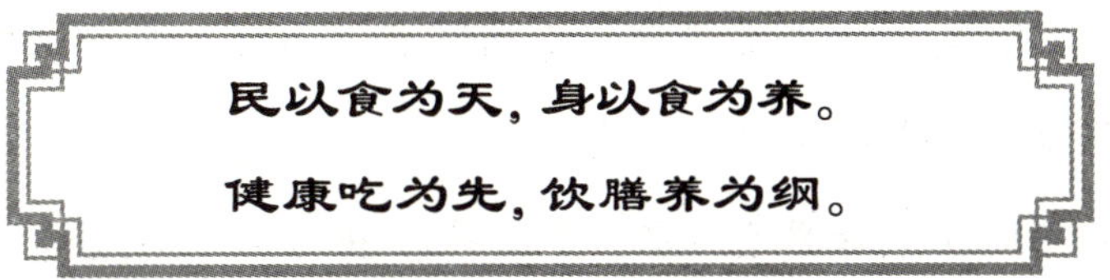

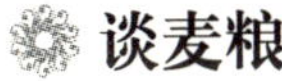

谈麦粮

1.小麦甘平心之谷，除热止渴补心气，滋阴生津养肝血，强气壮力厚肠胃。

2.大麦甘咸微寒性，调中益气化食积，止渴除烦去胀闷，久食黑发养脏虚。

3.燕麦甘平增饮食，补益脾胃强气力，滑肠催产治便秘，益肝和中体虚宜。

4.莜麦平凉甘微咸，补气益力止泄疾，除湿利水可发汗，壮筋宽中解乏体。

5.荞麦甘寒续精神，益气宽肠化滞积，祛湿热毒

白浊淋，小儿丹肿醋服宜。

谈豆粮

1.黄豆甘平消水胀，宽中下气大肠利，清热解毒消痈肿，熟补生利下血瘀。

2.黑豆甘平止腹胀，清热解毒可利水，消肿调中强身体，补肾散结止痛膝。

3.红豆甘平主下水，排痈肿脓止泄疾，去湿健脾除烦渴，下乳通尿下满宜。

4.绿豆甘寒止泄痢，清热解毒消肿疾，消暑生津除烦气，补中安神厚肠胃。

5.扁豆甘平止呕泻，补脏治脾胃弱虚，清暑除湿治带下，和中下气去痞积。

6.豇豆甘平和五脏，补肾益气生精髓，鲜捣外敷治蛇伤，健脾和胃消积滋。

7.豌豆甘平下乳汁，益中平气止泄痢，解毒利湿消腹胀，生津止渴除吐逆。

8.蚕豆甘平和腔腹，清热化湿除脚气，健脾涩精和肠胃，利尿消肿白带宜。

9.刀豆甘温止呃逆，温中下气利肠胃，腰痛痰喘腹胀宜，补肾散寒消食积。

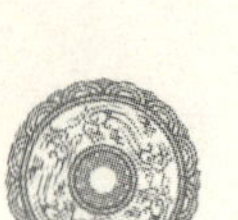

10.豆腐甘凉和脾胃，清热解毒止胀痢，生津润燥下浊气，止咳消痰散血瘀。

谈蔬菜

1. 白菜味甘性微寒，清热解毒利小便；止渴养胃祛痰滞，热疮捣敷祛心烦。

2. 油菜甘凉主消痰，清肺止咳和中脘；生捣外敷治疮毒，解渴滑肠亦除烦。

3. 甘平无毒圆白菜，补肾壮骨髓脑填；五脏六腑利调好，聋忘皆宜胃络健。

4. 芹菜甘苦感微寒，明目通鼻润喉间；湿热痰火熟芹祛，清肝降压宜水煎。

5. 菠菜甘凉又滑利，生血止血除闷满；利脏通肠解酒毒，下气润燥瘀滞痊。

6. 莴笋苦甘平微寒，清热通经可化痰；益气宽胸利五脏，杀虫蛇毒通乳源。

7. 韭菜辛温温阳好，行气理血补虚元；通和脏腑熟益肝，散滞导瘀敷伤点。

8. 茴香甘辛温行气，止痛解毒散冷寒；消痈疗肿除口气，煮膳馅食腹中安。

9. 茼蒿辛甘平利气，温脾养胃化饮痰；解闷安心促食欲，阴虚有热莫嗜然。

10. 苋菜甘凉主痢疾，清热明目利二便；漆疮瘙痒煎外洗，解毒逐瘀治热肝。

11. 茭白甘寒祛湿热，解毒除烦止渴干；酒皶面赤盐煮食，小儿风疹敷烧研。

12. 香菜辛温助运化，醒脾悦胃暖虚寒；开通心窍止头痛，利肠辟气透疹欢。

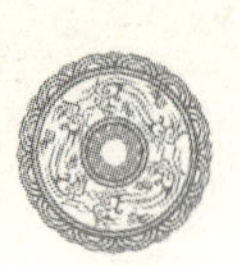

13. 大蒜辛温温脾胃，化解冷积除胀满；解毒杀虫消痈肿，耳炎砂眼捣汁点。

14. 大葱辛温通奶汁，通阳宣痹煎发汗；葱根杀毒洗冻疮，葱子明目温肾元。

15. 葱头甘辛平清热，解毒杀虫又化痰；利尿除闷治痞脘，敷伤杀菌疗肠炎。

16. 香椿苦辛性平寒，清热解毒化湿好，健脾开胃去虫疾，理气止血炎疮消。

17. 味甘性平黄花菜，清肝凉血止血率；利尿消肿通结气，解毒利肠镇心脉。

18. 豆芽甘寒利三焦，解毒醒酒清热躁；止渴除烦利二便，脾胃虚寒食宜少。

19. 甘寒清热空心菜，排毒通便可防癌；降脂减肥除口臭，美肤洁齿防龋坏。

20. 冬菜咸苦平滋阴，开胃下气化痰根；益血生津补虚劳，利膈止咳治失音。

21. 菜花甘凉将肺润，清热爽喉可开音；提高免疫防感冒，解毒防癌解酒醇。

22. 菜椒辛甘温抗老，增强体力解疲劳；下气温中防败血，祛湿散寒助食消。

23. 辣椒辛苦甘温热，散寒除湿辟邪恶；开郁祛痰驱脚气，杀虫解毒止噎嗝。

24. 紫菜甘咸凉清热，软坚散结可清烦；利水化痰祛湿毒，和血降压又补碘。

25. 海带咸甘寒利水，清热化痰破积聚；止咳止淋治脚气，降脂降压水肿祛。

26. 苦甘平寒苦荬菜，清热解毒安心湃；益气耐饥又耐老，凉血止血明目快。

27. 木耳甘辛平寒性，轻身强志益气脉；凉血止血疗五痔，崩中带下月闭瘥。

28. 香菇甘平托痘毒，补中养胃精神舒；止血补血能抗癌，降脂益气疗软骨。

29. 蘑菇甘平凉补肺，理气化痰又开胃；悦脾清膈爽神志，抗菌疗痔调益美。

30. 芥菜辛温除冷气，通肺豁痰食温脾；利膈开胃明耳目，开窍止咳散肿瘀。

31. 荠菜甘温利肝脏，和中益胃明目良；解热利尿止痢好，祛痛止血肿满方。

32. 莲藕甘涩平补中，养神益气把身轻；除疾耐老清瘀热，捣涂冻疮治腰痛。

33. 甘咸寒滑石花菜，上焦客热清不待；发去下部虚寒气，久食愈去痔疮害。

34. 百合甘平利二便，主治邪气腹胀痛；补中益气治热咳，安心定胆温肺经。

35. 蕨菜甘寒滑补脏，去热利水疗毒妄；清走气壅令人睡，化痰滑肠可救荒。

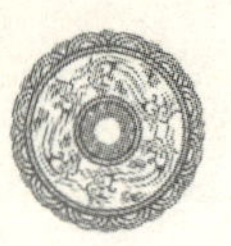

36. 芸薹辛温除痹痛，散血消肿和乳痈；赤火丹毒捣叶涂，善治疽疮宜血病。

37. 生菜甘苦凉清热，开胸通气解毒恶；通便止血除积火，清肝利胆疗衰弱。

38. 辛温通肺雪里蕻，醒脑提神利膈胸；生津开胃助消化，解毒明目亦消肿。

39. 芋头甘辛平凉滑，化痰和胃除烦佳；软坚散结充肌肤，调中补虚将气下。

40. 竹笋味甘微苦寒，清热化痰除心烦，明目解酒益气力，健胃消食利二便。

41. 山药甘平补脾肺，固肾益精解乏累；润躁消肿丰肌体，强筋壮骨养肠胃。

42. 白豆甘平肾之菜，调中利尿助经脉；解热消肿暖胃好，补脏养腑温肠快。

43. 蚕豆微辛甘涩温，健脾安胃清热淫；利湿涩精和脏腑，实肠利尿消肿根。

44. 扁豆微温甘和中，下气除湿止逆行；解毒封痂防白发，安胎止带把泻停。

45. 豌豆甘咸涩温平，止渴利尿解毒行；清火通乳除吐逆，平气止泻调卫营。

46. 豇豆甘咸微温平，补肾健胃亦理中，和脏生髓益气脉；止渴降逆泻痢停。

47. 豆腐甘咸寒亦平，养阴益气可和中，生津清胃能泻火，清肺止咳消痰凝。

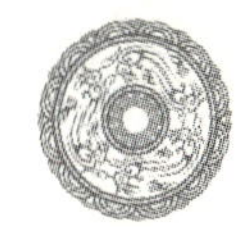

48. 甘薯平甘补脾胃，凉血活血产妇宜；解毒消痈益力气，常食增强抵抗力。

49. 补气生血胡萝卜，甘平健脾补不足；养胃行气消食好，透疹疗痘解滞毒。

50. 萝卜辛甘凉下气，解毒消积化痰聚；失音不语宜食用，气血清阻促食欲。

51. 荠菜甘凉散风热，解毒行瘀涤垢浊；补中下气利五脏，止带调经杀虫恶。

52. 芥蓝甘辛凉利水，化痰通淋畅脾胃；祛风解毒消阴肿，解酒宽胸止渴累。

53. 蔓菁辛甘苦平性，温脾逐寒止腹痛；利湿解毒消食积，益气利尿疗乳痈。

54. 鲜姜辛温止呕逆，温脾暖胃化痰郁；风寒感冒有疗效，解闷杀虫风湿祛。

55. 银耳甘平滋阴好，生津润肺止咳燥；体虚气弱

能补益，补脑强心寿龄高。

56. 甘苦微寒刺儿菜，凉血止血疗肝菜；清热解毒治疮肿，外伤出血捣敷瘥。

57. 味酸性寒马齿苋，解毒消肿把血散，清热通淋治痢痔，宽中下气疗虚汗。

58. 苜蓿清热利湿好，苦甘性平利肠道；洗祛脾胃积邪气，夜盲结石辅助疗。

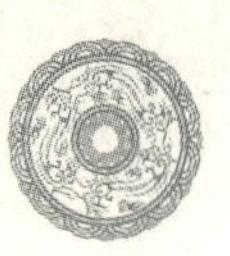

59. 蒲菜甘凉祛热燥，凉血止血把肿消；坚齿除臭治淋沥，明目聪耳利尿道。

60. 苦甘寒性蒲公英，抑菌杀菌消炎肿；清热解毒散结块，利便泻火祛诸痈。

61. 葵菜甘寒清热好，解毒和中祛口燥；久食宜脾利胃气，虚寒证体莫参照。

62. 槐花苦凉可茶饮，凉血止血清热高；炒蒸频嚼治失音，胃脘卒痛杀蛔药。

63. 冬瓜甘淡性微寒，煨熟煎汤均利尿；生津清热解毒郁，清心泻脾湿风消。

64. 倭瓜甘温补益好，补脾益气利水道；解毒杀虫行经络，消炎止痛补虚少。

65. 黄瓜甘寒清邪热，生津解渴解毒好；利水消肿愈下痢，治疗烫伤祛烦躁。

66. 丝瓜甘凉清湿热，凉血化瘀利肠道；解毒消痈下乳汁，通经活络把虫剿。

67. 菜瓜甘寒清身热，生津利尿把烦消；疮痈收口烧研敷，化结补虚解毒好。

68. 苦瓜寒苦入心经，清热祛暑把目明；止痢疗疮泻心火，益气解乏止脘痛。

69. 甘酸微寒西红柿，生津止渴清热炽；健胃消食人皆宜，热性病发可疗治。

70. 茄子甘寒解毒热，发热恶寒熟食好；活血消痈捣焙敷，烂脚冻疮有疗效。

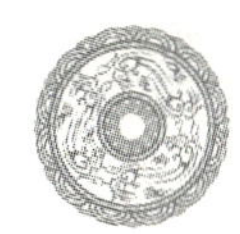

71. 薤白味辛性温滑，助阳散血本领高；能泄大肠积滞气，和蜜捣烂烫伤疗。

72. 节瓜甘淡性平滑，止渴生津驱暑好，下气消水利脾胃，解毒利尿把肿消。

73. 性平甘淡西葫芦，除烦止渴解疮毒，消肿散结可利尿，润肺止咳清热酷。

74. 笋瓜温甘入脾胃，润肺益气益心好，消炎痛止烧烫伤，减肥消脂本领高。

75. 性平甘辛红花菜，清热解毒痰咳疗，祛风消肿治疮疹，外伤出血可敷好。

76. 甘平微寒小白菜，清热解烦开胃肠，解毒行气利二便，生骨造血两增强。

77. 魔芋味辛温有毒，痰结积肿有疗效，跌打损伤敷患处，癌症结核煮汁药。

78. 苦菜性寒味道苦，清热解毒利尿路，久服安心又益气，常吃好比人参补。

79. 莲子味甘性涩平，养心安眠益智好，益肾固精止泄高，补脾降压止血尿。

80. 甘凉无毒油麦菜，生津润肺也清燥，食用降低胆固醇，化痰止咳有功效。

81. 味苦性寒鲜柳叶，补碘降压牙痛消，抗菌消炎能透疹，清热解毒可利尿。

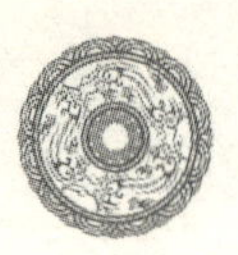

82. 味甘性平白瓜子，止咳化痰驱虫药，可治产后手足肿，乳汁不足制泥疗。

83. 辛苦寒凉鸡毛菜，清热化痰有奇效，清除肺热止咳嗽、气喘痰稠可食疗。

84. 芦笋甘寒可利尿，肾炎癌症可助疗，解热镇静降压好，健脾和胃解疲劳。

85. 海菜性寒味甘咸，清热解毒驱虫好，风热喉炎肠炎治，熬成凉饮解暑高。

86. 毛豆平甘利大肠，健脾宽中下气高，清热解毒能消肿，减肥降脂防病好。

87. 花生平甘治咳嗓，润肺和胃出血疗，润肠补虚治脚气，化痰降逆疗乳少。

88. 凉辛微苦野油菜，清热利尿治感冒，活血通经解毒肿，健胃理气咳痰疗。

89. 薇菜味苦性微寒，润肺理气热毒逃，补虚舒络止血症，风热感冒虫痢消。

90. 甘淡性凉木耳菜，清热解毒接骨好，滑肠消痈又止痛，外用诸伤捣敷疗。

91. 发菜性平味甘甜，补血和中祛疾高，潜阳利水疗血虚，降压化痰止咳好。

92. 味甘性平洋生姜，小便不利可熬汤，浮肿水肿皆消肿，糖尿病人煎服良。

93. 甘咸性凉海芹菜，清热生津消肿害，降压减肥可通便，少儿孕乳宜食菜。

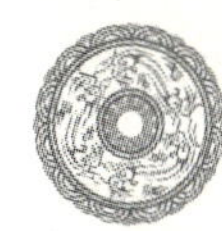

94. 味甘性凉花椰菜，生津止渴助消化，减肥抗癌便结治，强化食欲少儿佳。

95. 莼菜性寒味甘嫩，清热利水降压行，消肿解毒止胃痛，止咳止泻热痢停。

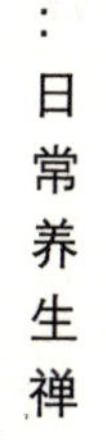

96. 性寒甘辛东风菜，清热解毒活血忙，消肿止痛疗诸伤，疏风祛湿调气良。

97. 味甘性平歪头菜，补虚调肝把毒疗，理气止痛治头晕，清热利尿浮肿消。

98. 性凉味甘佛手瓜，祛风清热解咳燥，健脾开胃止头痛，不育欲减有疗效。

99. 地耳性凉味甘甜，清热明目治夜盲，补虚益气养肝肾，降脂减肥疗脱肛。

100. 蒜薹性温味辛辣，行气温胃消积滞，解毒杀虫止痢疾，腹冷痛咳泻止强。

谈百果

1. 李为肝之果，清热生津忙，泻肝又利水，体虚莫多尝。

2. 杏为心之果，生津止渴忙，润肺又定喘，有热慎品尝。

3. 桃为肺之果，补气生津忙，活血又消积，养肝补心脏。

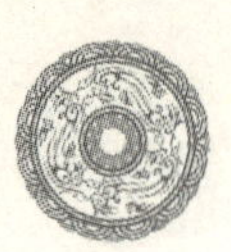

4. 栗为肾之果，补肾强筋忙，补脾又健胃，活血止血强。

5. 枣为脾之果，养脾和胃忙，益气又生津，补虚通窍良。

6. 梨甘微酸寒，养阴清热忙，润肺又止咳，消痰把火降。

7. 苹果味甘凉，健脾益胃忙，生津又润燥，益心去瘀良。

8. 西瓜味甘寒，清热解暑忙，生津又利尿，解毒疗痹强。

9. 甜瓜味甘寒，清暑止渴忙，利尿除烦热，通气胸舒畅。

10. 橘子甘酸温，生津和胃忙，润肺又化痰，热咳嗽食良。

11. 柑子甘酸寒，生津止渴忙，和胃又利尿，下气醒酒良。

12. 甜橙味甘寒，温热生津忙，理气又化瘀，乳结消通良。

13. 柚子甘酸寒，消食和胃忙，理气又化痰，解酒治气胀。

14. 金橘酸甘温，生津利咽忙，化痰又理气，消食解悸亢。

15. 香蕉味甘寒，清热生津忙，解酒除客热，润肠疗痔疮。

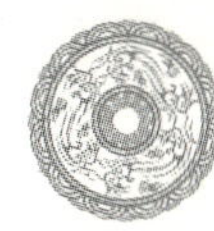

16. 葡萄甘酸平，滋阴生津忙，补气又利尿，安胎筋骨强。

17. 菠萝本甘平，补益脾肾忙，生津又和胃，开心益志良。

18. 樱桃味甘热，补气益中忙，治虚通经络，祛湿养颜强。

19. 柿子甘涩寒，润肺止咳忙，清热又生津，化痰软坚良。

20. 荔枝甘酸平，生津和胃忙，补益气血好，消痈止血良。

21. 龙眼味甘平，生津润燥忙，补心又养血，轻身益寿强。

22. 柠檬本酸平，生津止渴忙，下气又和胃，安胎辟暑良。

23. 椰子味甘平，益气生津忙，消疳又杀虫，黑发

消肿良。

24. 无花果甘平，健脾调中忙，消肿又解毒，清热可润肠。

25. 石榴甘酸温，生津止渴忙，杀虫又止痢，治咽燥肿胀。

26. 海棠甘酸平，健胃生津忙，和中止泄痢，止渴消食良。

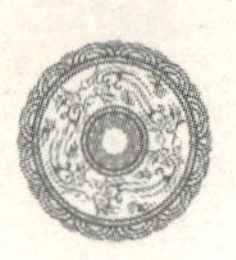

27. 枇杷甘酸平，润肺止咳忙，和胃又生津，下气把逆降。

28. 猕猴桃甘酸，清热止渴忙，和中又安肝，性寒通淋良。

29. 桑椹味甘寒，滋阴清热忙，补益到肝肾，健步利五脏。

30. 杨梅甘酸温，生津和胃忙，止呕又止痢，止血生肌良。

31. 乌梅味酸温，收敛生津忙，安蛔能驱虫，下气安心良。

32. 橄榄甘酸涩，性温清肺忙，利咽又解毒，凉胆息惊良。

33. 山楂酸甘冷，消食和中忙，行气又散瘀，杀虫治风良。

34. 杏仁味甘温，和胃润肠忙，润肺又止咳，杀虫治疥疮。

35. 核桃仁甘温，温补肺肾忙，补气又通便，养血润大肠。

36. 香榧甘涩平，杀虫疗痔忙，消食又化积，明目轻身良。

37. 白果甘苦涩，性平敛肺忙，定喘又止滞，缩便敛恶疮。

38. 松子味甘平，补益润肠忙，滋阴又养液，祛风温胃肠。

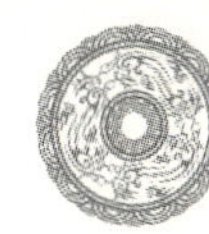

39. 榛子味甘平，补脾益胃忙，调中又杀虫，止饥健身良。

40. 酸枣酸甘平，养肝宁心忙，助阴坚筋骨，和胃运脾强。

41. 花生味甘平，醒脾和胃忙，多食治反胃，润肺止咳良。

42. 莲子甘涩平，补脾涩肠忙，补虚利耳目，养心益肾良。

43. 菱角味甘平，清暑解热忙，益气又健脾，耐饥轻身强。

44. 荸荠味甘寒，清热生津忙，化痰又消积，益气消疸黄。

45. 甘蔗味甘平，生津润燥忙，益气又和中，清热解毒良。

46. 黑枣甘涩平，补益脾胃忙，养心又安神，滋养阴血强。

47. 蛇床子苦平，祛风燥湿忙，杀虫又止痒，壮阳温肾脏。

48. 番木瓜甘平，补益脾胃忙，催乳又消食，驱虫脘痛良。

49. 草莓甘微酸，性凉清凉忙，健胃又消食，止渴能滋养。

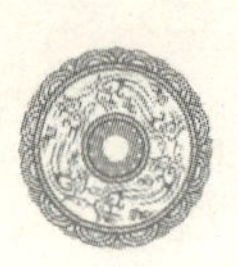

50. 沙果酸甘平，下气宽胸忙，生津又止渴，和中止痛良。

51. 槟榔苦辛温，杀虫破积忙，下气又行水，舒肝散气强。

52. 芒果甘酸温，益胃止呕忙，行血通经脉，解渴利尿强。

53. 罗汉果甘凉，清肺止咳忙，理痰治失音，利咽润燥肠。

54. 阳桃甘酸平，清热生津忙，利水又解毒，解酒解岚瘴。

55. 蜀枣酸微温，补益肝肾忙，收敛又固涩，逐寒湿痹良。

56. 榅桲味酸甘，微温温中忙，下气又消食，解酒除烦恙。

57. 山竹味甘凉，清热解毒忙，减肥又润肤，降燥祛痘良。

58. 哈蜜瓜甘凉，生津止渴忙，消暑又除烦，补血益气强。

59. 榴莲酥甜热，活血散寒忙，暖腹解痛经，壳煮猪骨汤。

60. 莲雾味甘平，润肺止咳忙，除痰又凉血，收敛驻颜良。

61. 蘡薁甘酸平，悦色益气忙，清热又止渴，祛风除湿强。

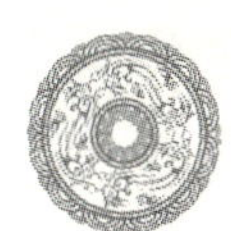

62. 桄榔子甘平，补虚解乏忙，强腰又强脚，解饥轻身良。

63. 开心果甘温，理气宽中忙，和胃又止痛，通便先润肠。

64. 西瓜子甘寒，清肺润肠忙，和中又止渴，健胃降压良。

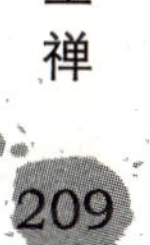

65. 甜瓜仁甘寒，清热消痈忙，散结又润肺，破溃脓血强。

66. 南瓜子甘平，驱虫消肿忙，驱虫绦与蛔，止咳治痔疮。

67. 腰果味甘平，强筋健骨忙，开胃又通便，润肤缓衰长。

68. 葵花子甘平，通气透脓忙，降脂治血痢，润肤泽毛良。

69. 莲藕味甘平，清热解燥忙，消炎又化瘀，止咳祛痰强。

70. 棠梨酸甘寒，敛肺涩肠忙，烧食止滑痢，反胃叶末良。

71. 香橼辛酸温，疏肝理气忙，和胃又宽中，行气止痛强。

72. 橡实苦微温，涩肠下痢忙，煮食能止饥，健人厚胃肠。

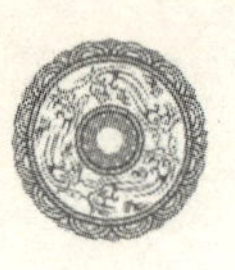

73. 槲实苦涩平，治童佝偻忙，蒸煮作粉好，止痢又涩肠。

74. 波罗蜜甘香，止渴解烦忙，微酸平悦泽，醒酒益气良。

75. 延寿果味甘，温补下元忙，小儿定惊悸，鹿衔草中藏。

76. 人参果甘香，提高免疫忙，抗衰抗肿瘤，增白降血糖。

77. 蓝莓甘酸平，护目强记忙，祛风又除湿，强筋健骨良。

78. 刺梨甘酸凉，清热解暑忙，除烦止口渴，消滞疗津伤。

79. 郁李仁酸平，缓泻消肿忙，破血又利便，下气润燥良。

80. 黄皮果酸平，消食除积忙，顺气除暑热，消疝止痛强。

81. 女贞子苦平，滋补肝肾忙，明目又乌发，养神益寿良。

82. 酸角甘酸平，生津解渴忙，清热化积滞，解毒把火降。

83. 覆盆子甘平，安和五脏忙，益气泽肌肤，强阴又健阳。

84. 番茄甘酸寒，消食健胃忙，生津又止渴，补血把癌抗。

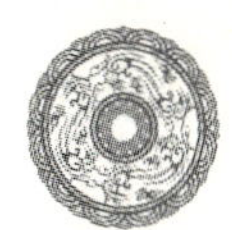

85. 椰枣味甘温，补中益气忙，祛痰又止咳，消食美容良。

86. 白兰瓜甘寒，解热除烦忙，解渴又利尿，开胃健脾强。

87. 火龙果甘平，宁心祛火忙，润肠又美白，减肥降血糖。

88. 毛荔枝甘温，收敛止痢忙，行气又止痛，消炎解毒良。

89. 使君子甘温，杀虫消积忙，健脾又止痢，疗疮除癣强。

90. 梧桐子甘平，润肺清热忙，捣汁生黑发，治疝童口疮。

91. 百香果甘酸，滋阴补肾忙，开胃解乏好，养颜脂压降。

92. 芡实味甘平，益肾固精忙，补气耐饥渴，以糕粥代粮。

93. 枸杞子苦寒，滋肾润肺忙，耐老坚筋骨，除风去虚强。

94. 砂仁辛涩温，温暖脾胃忙，补肺又益肾，行气消肿胀。

95. 金樱子甘酸，固精缩尿忙，涩肠又止泻，自汗盗汗良。

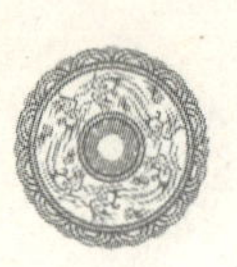

96. 沙棘酸涩温，止咳化痰忙，健胃又消食，活血散瘀强。

97. 黑芝麻甘平，补肝补肾忙，润肠益精血，补虚养五脏。

98. 白芝麻甘寒，润肺除燥忙，疗虚通血脉，行气滑胃肠。

99. 火麻仁甘平，益脾补虚忙，通淋又活血，脚气肿煎汤。

100. 柏子仁甘平，养心安神忙，敛汗去惊悸，通便亦润肠。

101. 益智仁辛温，益气安神忙，安焦补不足，温肾暖脾脏。

102. 油柑味甘寒，解毒止咳忙，强气又轻身，清热去风痒。

103. 芭蕉味甘寒，止渴润肺忙，填髓通血脉，解酒愈金疮。

104. 五味子酸温，敛肺敛汗忙，生津又止泻，明目暖水脏。

105. 冬瓜仁甘平，润肺化痰忙，消痈又导滞，润肤疗面疮。

106. 薜荔果酸平，补肾固精忙，通乳又活血，消肿解毒良。

107. 越橘果苦寒，清热祛湿忙，利水又通淋，泻痢肠炎方。

108. 枳实甘微寒，破气消积忙，泻痰又除痞，止呕润五脏。

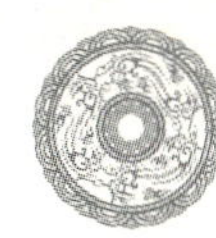

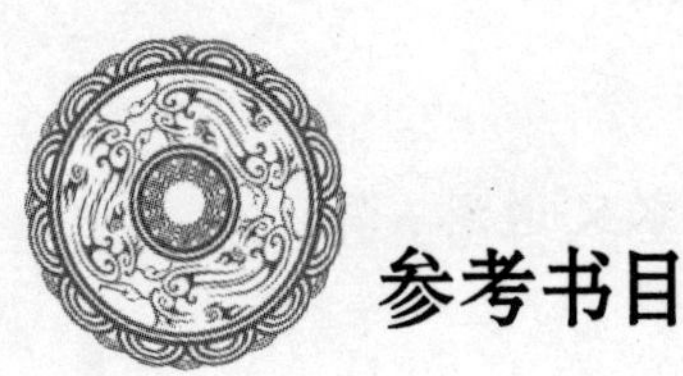

参考书目

龙伯坚、龙式昭编著：《黄帝内经集解》天津科学技术出版社，2004年1月第1版

张志聪集注；方春阳等点校：《黄帝内经集注》浙江古籍出版社2002年版

王洪图主编：《黄帝内经研究大成》，北京出版社1997年8月第1版

王弼注；楼宇烈校释：《老子道德经注校释》，中华书局2008年12月版

徐梵澄：《老子臆解》，中华书局1988年3月第1版

严遵：《老子指归》，中华书局1994年3月版

王耀堂、闫燕秋著:《养老奉亲书》,新世界出版社2008年5月版

华陀:《华氏中藏经》影印本

李时珍编著;张守康等主校:《本草纲目》,明清中医名著丛刊,中国中医药出版社1998版

李志庸、张国骏主编:《本草纲目大辞典》,山东科学技术出版社2007年5月版

李時珍:《本草纲目》台湾文化图书公司印行1992年版

叶显纯、叶明柱著:《神农本草经临证发微》,上海科学技术出版社2007年10月版

孙衍星辑:《神农本草经》,科学技术文献出版社1999年9月版

陈修园:《神农本草经读》,人民卫生出版社1959年12月版

陶弘景著;尚志钧辑校:《名医别录(辑校本)》,人民卫生出版社1986年6月版

李渔著;民辉译:《闲情偶寄》,岳麓书社2000年6月版

王嘉撰:《拾遗记》, 中华书局1981年1月版

孙思邈著:《孙真人千金方》人民卫生出版社1996年10月版

赵佶:《圣济总录》, 人民卫生出版社1962年10月版

段成式撰; 方南生点校:《酉阳杂俎》中华书局1981年12月版

辞海编辑委员会:《辞海彩图缩印本》, 上海辞书出版社2001年8月版

孙希旦著; 沈啸环、王星贤点校:《礼记集解》, 中华书局1989年2月版

黄竹斋:《金匮要略方论集注》, 人民卫生出版社1957年10月版

高濂:《遵生八笺》, 巴蜀书社1992年3月版

许慎:《说文解字》, 中华书局1963年12月版